JN255952

新 ポケット

食品・調理 実験辞典

改訂増補 第1版

東京農工大学名誉教授 高橋幸資
東京栄養食糧専門学校 山辺重雄 編

幸書房

編 集 者

高 橋 幸 資	東京農工大学名誉教授
山 辺 重 雄	東京栄養食糧専門学校

執 筆 者 (50音順)

秋 山 久美子	昭和女子大学生活機構研究科
梅 國 智 子	人間総合科学大学人間科学部
岡 本 匡 代	釧路短期大学
梶 野 涼 子	十文字学園女子大学人間生活科学部
近 堂 知 子	共立女子大学
関 根 康 子	相模女子大学短期大学部
高 橋 幸 資	東京農工大学名誉教授
長 澤 幸 一	農業・食品産業技術総合研究機構 北海道農業研究センター
服 部 一 夫	東京農業大学応用生物科学部
平 尾 和 子	愛国学園短期大学
山 辺 重 雄	東京栄養食糧専門学校

主な執筆分担

一般分析・実験器具と一般操作関係用語	秋山 久美子
基礎化学実験・一般実験操作関係用語	岡本 匡代 梶野 涼子
脂質、炭水化物および無機質の分析・簡易判定試験関係用語	関根 康子
タンパク質、アミノ酸、デンプン、食品組織の分析関係用語・他全般	高橋 幸資
微生物、酵素実験関係用語・図と写真の選定と作成	高橋 幸資 山辺 重雄
比色分析・クロマトグラフィー分析・酵素実験関係用語	長澤 幸一
免疫分析、機器分析等関係用語	服部 一夫
ビタミン分析・呈味成分関係用語・他全般	山辺 重雄
調理実験・レオロジー・官能評価関係用語	梅國 智子 近堂 知子 平尾 和子

は　じ　め　に

　食品や調理は親しみやすい．しかし，初めて実験をする人には，普段使わない色々な器具や試薬，分析機器，特殊な用語を使うために，負担が大きい．しかも実験は，1）何を明らかにするのか（目的），2）そのためにどのような実験をするか考え（方法），3）実験した結果をきちんと観察・記録し（実験の結果），4）目的が達成できたかを検証して結論付けて纏める作業（考察と報告）が必要である．そのため，実験は煩わしく敬遠されがちになる．

　そこで，実験が少しでもスムースに進むように，食品の実験に関係する用語を精選し，器具や試薬の説明とその使い方や注意事項についても易しく説明することに心がけ，実際に学生の指導に当たっている先生方で執筆した「ポケット食品学実験辞典」（本書の原形）を平成10年刊行した．以後多くの学生に親しまれてきたが，収録語数も増補し，できるだけ図表を取り入れてさらに理解しやすくした「新ポケット食品学実験辞典」（平成16年，本書の母体）とした．

　調理は，食の最終調製を担うので，食品の加工と多くの共通点をもつ．そのため，調理科学と食品科学は，異なる部分もあるが多くの相通じる部分があり，互いに補完し合うことで広がりと深みが増す．そこで，本書に調理実験関係用語を収録し，これらの総合性と一層の利便を図った「ポケット食品・調理実験辞典」（前々々書，平成19年）を送り出した．次いで，調理実験分野の用語を増やして増補版とした（前々書，平成24年）．平成28年執筆陣の拡充を図り，さらに用語数を増やして，新たに食品関係書籍の専門出版社である幸書房社の理解を得て新版とした（前書）．今回，本格的実験への接続を高めるために，さらに食品実験，調理実験，基礎・一般実験用語の充実を図り，図表と付録も増やして収録用語数941語の「新ポケット食品調理実験辞典」改訂増補第1版とした．本書に於いても，参照語を示して総合的に学べるように心がけ，事項索引は説明文からも取り上げて対応する英語も付記し，実験中いつでも利用できるように説明は簡明にしてサイズを小型化することは，特徴として維持した．広く利用され，少しでも皆さんのお役に立つことができれば幸いである．

2018年1月

東京農工大学名誉教授　　高　橋　幸　資
東京栄養食糧専門学校　　山　辺　重　雄

凡　　例

本書の構成は，原則として次のとおりである.

1.　見　出　し

　見出しは，漢字に「るび」をふり，あとに英語をかっこ書きで付記する.

　　　　（例）アミノ酸（さん）　　（amino acid）

　（1）項目の種類

　　a. 親項目：主要な説明のある項目

　　b. 参照項目：内容的に関係の深い事項で，親項目に説明のあるものは，「→」をもって指示し，本文中の語句で，密接な関係があり親項目に説明のあるものは，その語句に「＊」を付して参照の便を図ってある

　（2）項目の書体

　日本語は，ゴッシク体の"かな"または"漢字"で表わす. 外来語は，ゴシック体の"カタカナ"で表わす. 英語は，原則として"小文字の単数形"で表わす

　（3）項目の配列順序

　　a. かな書きの 50 音順

　　b. よう音（例：きゃ，きゅ，きょ）および促音（例：せっぺん）は，固有音と同一に扱う

　　　長音（例：一）は無視する

　　　濁音（例：が，ぎ，ぐ）および半濁音（例：ぱ，ぴ，ぷ）は，清音と同じように扱うが，清音，濁音，半濁音の順とする

2.　本　　文

　（1）記載形式

　原則として本文の初めに定義または短い下解説により要点が解るようにしてある

　（2）引用記号

　　a.「→」は，特に参照を進めたい項目を示す

　　b.「＊」は，本文中に出てくる語句で，必要に応じて参照できる項目を示す

3. さくいん

　巻末には，見出し語および解説文中からピックアップした日本語および英語の事項索引を収めてある

　日本語さくいん： 親項目の索引語は，ゴシック体で，解説文中の用語は，明朝体で示して区別でき，解説文中の用語は，それが解説されている親項目も（ ）付きでゴシック体で指示し，その掲載ページを示してある

　英語さくいん： 親項目および解説文中の用語は，日本語と同様に親項目についてはゴシック体，解説文中の用語はオールド体（細字）とし，その掲出ページを示してある

　図と写真

　次の収載の図と写真は，高橋幸資，和田敬三編：新食品学実験法，朝倉書店（2001）から転載した

ISO （International Organization for Standardization）

国際標準化機構．スイス連邦に本部がある非政府組織で，国際的に同じ品質やレベルのものが提供できるように，食品を含む工業，農業，医療等の全ての分野の製品やそれらの分析法，品質や安全，環境活動を管理する仕組み等（マネジメントシステム）について国際規格を定めている．食品安全マネジメントシステムには食品安全管理の原則と手順の規格である HACCP（Hazard Analysis and Critical Point）が追加されており食品工場等が認証を取得している．

ICP （inductively coupled plasma）

誘導結合プラズマのこと．6,000℃ 以上の高温アルゴンプラズマ内に試料溶液をスプレー* して，元素を原子化・イオン化・励起させ，その元素に特有な光を発生させる手法または装置部分をさし，元素分析に応用されている．誘導結合発光分析法（ICP-AES）は，この発生した光を測定して元素を分析する方法である．また，誘導結合プラズマ質量分析法（ICP-MS）は，イオンを測定して質量* スペクトル* を得て元素を分析する方法である．高感度で極微量の多元素同時測定に適している．

アクティベーター （activator）

活性化物質．反応速度が平衡* を変化させて酵素* 活性を高める．無機イオンである場合に多く，たとえば酵素によっては，Zn^{2+}，Co^{2+}，Cu^{2+}，Fe^{2+} 等がその触媒部位に結合して活性化させる．

→酵素

アクトミオシン （actomyosin）

筋原線維タンパク質* の主成分であるアクチンとミオシンが，ATP* が関与しない状態で強く結合した複合タンパク質．肉だんごやかまぼこを作るとき，食肉や魚肉に塩化ナトリウム*（食塩）を加えて混捏すると弾力性のあるテクスチャー* を示す．これはアクトミオシンが塩類で溶解し，高い粘性* を示してゲル* 化するいわゆるすわり* 現象を利用したものである．

アクリルアミド （acrylamide）

$CH_2=CHCONH_2$，分子量*71.08 の無臭白色結晶．水に易溶．化学実験では，電気泳動* の担体* であるポリアクリルアミドゲルの主原料として使用される．単体では神経毒性があり，発がん性を示

す可能性があるが，重合体のポリアクリルアミドでは毒性が低い．アクリルアミドは食品中にも含まれており，炭水化物* を多く含む食材を 120℃ 以上の高温で加熱した食品（ポテトチップスやビスケット等）に高濃度含まれている．ポリアクリルアミドは，紙力増強剤や水処理剤，土壌凝固剤，漏水防止剤，化粧品等にも用いられる．　→SDS- ポリアクリルアミドゲル電気泳動，スラブ電気泳動，ディスク電気泳動

アクロマートレンズ (achromatic lens)

　肉眼に対して最も着色感を与える赤色光および青色光に対して色のにじみの収差* を補正したレンズ．標準的なレンズとして顕微鏡* に使われる．　　　　　　　　　→アポクロマートレンズ

アクロレイン (acrolein)

　$CH_2=CHCHO$，分子量* 56.06．融点* -88℃，沸点* 52.5℃ の刺激臭のある無色の液体．アクリルアルデヒド（acrylaldehyde）ともいう．油脂* を過熱* したときの分解産物の異臭成分の 1 つ．油脂* を硫酸水素カリウムと加熱* するとアクロレインが生成し硝酸銀* 含有ろ紙を黒変するのでグリセロール* が検出できる．

亜酸化銅 (copper oxide)

　酸化第 1 銅* のこと．

アザン染色 (azan staininng)

　粗な構造で間隔が広い膠原線維（コラーゲン* 線維）と密な構造で間隔が狭い筋線維を染め分ける染色* 法．分子量* の小さい赤色系色素であるアゾカルミン G やオレンジ G は密な組織に，分子量の大きい青色系色素であるアニリン青はまばらな組織に吸着* される．コラーゲン* 線維は青色，筋線維は赤または橙色，核や赤血球は赤，内分泌顆粒や粘液等は性質によって赤や紫に染まる．

　　　　　　　　　　　　　　　　　　　　　　　　→永久標本

亜硝酸ナトリウム (sodium nitrite)

　$NaNO_2$，式量* 69.00．食肉の肉色素であるミオグロビン* をニトロシル化して，安定なニトロシルミオグロビンを生成する．肉加工品のハム，ソーセージ等に発色剤* として用いられる．亜硝酸塩は一般細菌やボツリヌス菌の増殖を抑え，獣臭を消して香ばしさを醸す効果がある．一方，食物中のジメチルアミン等の 2 級アミン

と反応して，強い発ガン性をもつニトロソアミンを生成しうるとされる．使用基準内で使用され，肉加工品中の生成量は少なく人体に影響を及ぼすことはない．

アスコルビン酸　　　　　　　　　　　　　　（ascorbic acid）

ビタミン C* のこと．

アスコルビン酸オキシダーゼ　　　　　　　（ascorbate oxidase）

アスコルビン酸*（還元型ビタミン C*）を酸化してデヒドロアスコルビン（酸化型ビタミン C*）にする反応を触媒* する酵素*．分子中に銅を含むタンパク質* で，アスコルビン酸酸化酵素，アスコルビナーゼ（ascorbinase）ともいう．キュウリ，カボチャ，ニンジン，シュンギクに特に多く含まれる．加熱*，クエン酸* や塩化ナトリウム* で失活* または活性を抑制することができる．

アスタキサンチン　　　　　　　　　　　　　（astaxanthin）

エビやカニの甲殻やサケ等に含まれるカロテノイド* 色素．生の状態では，タンパク質* と結合して青緑色を呈するが，加熱* や鮮度低下でタンパク質が遊離* 型となって，赤色を呈し，酸化* されるとアスタシンに変化するがこれも鮮やかな赤色を示す．

アスピレーター　　　　　　　　　　　　　　（aspirator）

水流ポンプ（water-jet pump）の 1 種で，水の噴流によって液体または気体を巻き込んで排出するもの．サッカーともいう．ガラス* 製と金属製がある．大気圧を水の蒸気圧まで減圧することができる．水道の蛇口に取り付けて簡単な排気用器具として吸引（減圧）ろ過* 等に用いられる．細長いピペット* 類等の吸引洗浄にも利用できる．減圧，吸引作業を止めるときは吸引を破って（吸引をやめて常圧に戻して）から蛇口を止めないと逆流するので注意する．省資源化のため，ポンプで水を還流させたものが主流．

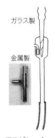

ガラス製

金属製

アスピレーター
→吸引ろ過

アセトン　　　　　　　　　　　　　　　　　（acetone）

CH_3COCH_3，分子量* 58.08．有機溶媒* の 1 種で水と自由に溶け合い，沸点が低い（56.5℃）ので，試料の脱水*・脱脂*・乾燥によく用いる．引火しやすいのでドラフト* や通気性のよいところで

使う.   →引火点

アダムキービッツ反応　　　　　　（**Adamkiewitz reaction**）

　タンパク質* の呈色反応* の１つ. タンパク質溶液にグリオキシル酸を 0.02% 以上含む酢酸* を加え, 濃硫酸* を管壁に沿って静かに流し入れたとき, 界面で赤紫色の環が生ずる反応. この反応はグリオキシル酸がタンパク質のトリプトファン* のインドール核と反応して呈色* する. トリプトファンを含まないゼラチン* は反応しない.

アポクロマートレンズ　　　　　　（**apochromaict lens**）

　赤色光, 青色光および黄色光の３色について色のにじみの収差*, 像のゆがみの収差を補正したレンズ. 蛍石などの特殊な光学材料を使用するので高価である.　　　　　　　　→アクロマートレンズ

アミドブラック 10B　　　　　　　（**Amido Black 10B**）

　$C_{22}H_{14}N_6Na_2O_9S_2$, 分子量* 616.49. 正電荷を有する高分子* と結合する色素. タンパク質* 中の塩基性アミノ酸と結合するので, タンパク質の定量* に用い, また, 電気泳動* を行ったときの染色* 試薬として使われる.

アミドール　　　　　　　　　　　　　　　　（**amidol**）

　$C_6H_3(OH)(NH_2)_2 \cdot 2HCl$, 式量* 197.06. リン酸* の定量の際に, リンモリブデン酸* を還元* する還元剤* として使用する（アレン法, Allen method）. アミドール溶液は褐色ビンに入れて保存する.

アミノ–カルボニル反応　　　　（**amino carbonyl reaction**）

　アミノ基*（·NH_2）とカルボニル基（>C=O, ·CHO）が存在するときにおこる非酵素的褐変反応*. メイラード反応ともいう. 食品では還元糖* などのカルボニル化合物が加熱* によって遊離アミノ基との間にグリコシルアミンを生成し, ついにはメラノイジン（melanoidin）という窒素を含む褐色物質を生成する反応. パンの表面, 味噌, 醤油の色はこの反応による. 反応経過の中でストレッカー分解* により香気成分の生成もある. 酸性より中〜アルカリ性の方が, 水分が多いより少ない方が反応は促進される. タンパク質* 等の含窒素成分と糖の結合反応にも利用される.

新ポケット 食品・調理実験辞典 改訂増補第1版 正誤表

2022.3

頁	訂正箇所	誤	正
5	アミノ基2行目、アミノ酸1、5行目	カルボキシル基	カルボキシ基
5	アミノ酸残基2行目		
10	イオン交換樹脂3行目		
17	エステル結合1行目		
36	官能基2行目		
75	脂肪酸1行目		
78	シュウ酸1行目		
117	トリプシン2行目		
154	ペプシン1行目		
154	ペプチド結合1行目		
169	有機酸1行目		
5	アミノ酸7行目	七訂版日本食品標準成分表（2015年）…	八訂版日本食品標準成分表（2020年）…
72	脂質2行目		
102	炭水化物5～6行目		
8	アレルゲン 下から4行目	…20品目…	…21品目…
12	一般分析 下から2行目	…食物繊維＊（水溶性・不溶性）の値も…	…食物繊維＊総量の値も…
33,186	カルボキシル基、さくいん	カルボキシル基（carboxyl group）	カルボキシ基（carboxy group）
47	グリコシド1行目	…ヒドロキシル基…	…ヒドロキシ基…
52	ケトース2行目	セリバノフ反応	セリワノフ反応
93,190	セリバノフ試薬、さくいん	セリバノフ試薬	セリワノフ試薬
93,190	セリバノフ反応、1行目、さくいん	セリバノフ反応、…セリバノフ試薬…	セリワノフ反応、…セリワノフ試薬…
104,191	チクソトロピー、さくいん	チクソトロピー	チクソトロピー（チキソトロピー）
180	レオペクシー1行目		
122	熱可逆性（熱…）ゲル6行目	高メトキシルペクチン	高メトキシペクチン
152	ペクチン4行目、5行目、6行目	…メトキシル…（…methoxyl…）	…メトキシ…（…methoxy…）
179	るつぼ 下から2行目	…付されていないので…	…付されていないものもあるので…
188	日本語さくいん	高メトキシルペクチン（ペクチン）	高メトキシペクチン（ペクチン）
191	日本語さくいん	低メトキシルペクチン（ペクチン）	低メトキシペクチン（ペクチン）

アミノ基 (amino group)

-NH$_2$ からなる原子団で，塩基性を示す官能基*．水溶液中ではプラスに荷電し，マイナスに荷電するカルボキシル基* との間で静電的相互作用をおこしやすい．遊離* のアミノ基は，ニンヒドリン反応* で赤紫色を呈する．　　　　　　　　　　→ホルモール滴定

アミノ酸 (amino acid)

分子内にアミノ基* とカルボキシル基* をもつ化合物．タンパク質* やペプチドの構成単位で，塩酸* で加水分解* してアミノ酸分析すると約 20 種類のアミノ酸が定量* できる．しかし酸分解ではトリプトファン* は分解してしまうので，チオールの添加やアルカリ分解して定量する．すべてアミノ基とカルボキシル基が同じ炭素原子（α 位）についている α-アミノ酸（α-amino acid）である．9 種類は必須アミノ酸* である．七訂版日本食品標準成分表*（2015 年）では，より充実したアミノ酸成分表が別表として提供されている．　　　　　　　　　　　　　　　　　　　→ニンヒドリン反応

アミノ酸残基 (amino acid residue)

アミノ酸* のうちペプチド結合* に関与する α 位部分（カルボキシル基が結合している炭素）を除いた残りの部分．アミノ酸の種類の違いは，アミノ酸残基の違いによる．その性質の違いによって，疎水性アミノ酸，非極性アミノ酸，オキシアミノ酸，酸性アミノ酸，塩基性アミノ酸，含硫アミノ酸*，芳香族アミノ酸* 等に分類される．アミノ酸残基間の相互作用でタンパク質* の立体構造をつくり上げ，種々の呈色反応* の原因となる．

アミノ酸スコア (amino acid score)

タンパク質* の栄養価を評価する化学的評価法の 1 つ．アミノ酸価ともいう．FAO/WHO（1973 年）あるいは FAO/WHO/UNU（1985 年）が示す 9 種類の必須アミノ酸* の基準値（アミノ酸評点パターン，アミノ酸 mg/ タンパク質 g）と比較して，食品中のタンパク質の各必須アミノ酸量（mg/ タンパク質 g）の含有率を算出する．その数値が最も低いアミノ酸（第 1 制限アミノ酸）の値がその食品のアミノ酸スコアとなる．この値が 100 より低ければその必須アミノ酸の不足を表し，必須アミノ酸 9 種が過不足なく含まれるタンパク質は良質といえる．すべての必須アミノ酸が 100 を超えている食品のアミノ酸スコアは 100 となる．

アミラーゼ (amylase)

デンプン* を加水分解* する酵素* の総称. 動物のだ液・すい液, 微生物, 植物の種子・地下茎等に存在する. 分解機構により 4 種に大別される. α-アミラーゼ*（液化型アミラーゼ*）は, α-1,4 グルコシド結合に作用し主にデキストリン* を生ずる. β-アミラーゼ*（糖化型アミラーゼ*）は, 非還元末端から β-マルトースと β-リミットデキストリンを生成する. グルコアミラーゼ* は, 非還元末端からグルコースを生ずる. イソアミラーゼ (isoamylase) は, アミロペクチンの分岐点である α-1,6 グルコシド結合のみに作用して直鎖構造のアミロースを生ずる. プルラナーゼ* も α-1,6 グルコシド結合を分解するが分岐鎖が小さいものをよく分解する.

アミログラフ (amylograph)

ブラベンダー・ビスコグラフ* のこと.

アミログルコシダーゼ (amyloglucosidase)

グルコアミラーゼのこと. →グルコアミラーゼ

アミロース, アミロペクチン (amylose, amylopectin)

分子構造の異なるデンプン成分. →デンプン

R_f (rate of flow)

薄層クロマトグラフィー* 等で分離された物質の相対的移動距離. その物質が原点* から移動した距離を展開溶媒* の原点* からフロント* までの距離で除した値. 担体* および展開溶媒*（移動相*）が一定であれば物質について一定となるので, その物質の同定* の推定に用いられる.

アルカリイオン水 (ionized alkaline water)

乳酸カルシウムを含む水の電気分解で陰極側に生成する電解水*. pH 9-10 のアルカリイオン水は飲用できるが, それ以上高いものは洗浄やタンパク質* 等の高分子* のアルカリ分解等の工業用に活用される. 陽極から生成する pH 4.5~6.5 の酸性イオン水 (ionized acidic water) は洗顔等に利用される. →電解水

アルギン酸 (alginic acid)

藻類の細胞壁間に存在するグルロン酸, マンヌロン酸からなる高粘性多糖で食物繊維* の 1 種. カルシウムイオンでゲル化する. 増

粘剤，安定剤*，ゲル化剤として用いられる.

アルコールテスト　　　　　　　　　　　（alcohol test）

　牛乳の鮮度判定法* の１つ.
70% エタノール* に等量の牛
乳を混合し，凝固の有無を観
察する方法.　鮮度が低下し，
酸度* が 0.18~0.20% 以上に上
昇すると，ガゼイン* が不安定
になり牛乳は凝固する.　乳房
炎にかかった乳も凝固する.

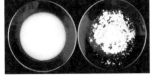

新鮮乳　　　　　鮮度低下乳
陰性　　　　　　陽性
　　　　　→煮沸試験

アルデヒド　　　　　　　　　　　　　　　（aldehyde）

　有機化合物の中で官能基* としてカルボニル（>C=O）に水素原
子１個結合した原子団（-CHO）.　最も簡単なアルデヒドはホルム
アルデヒド*（HCHO）.　メタノール（CH_3OH）が酸化* されて生
ずる.　他の化合物と結合（反応）しやすい.　さらに酸化されると酸
を生成する.　アルドース* はアルデヒド基をもつ.　油脂* の酸敗*
でもアルデヒドを生成し酸敗臭の成分となる.　このとき生成したア
ルデヒド類はフロログルシンと濃塩酸により塩酸* 層が淡黄色を呈
することで検出* でき，特異生成物であるマロンジアルデヒド量で
あるチオバルビツール酸価* を評価できる簡易キットもある.

アルドース　　　　　　　　　　　　　　　（aldose）

　アルデヒド基（-CHO）をもつ糖.　アルド糖ともいう.　ブドウ
糖*，ガラクトース*，リボースなど.

α-アミラーゼ　　　　　　　　　　　　　　（α-amylase）

　酵素番号，EC 3.2.1.1.　デンプン* 等の α-1, 4 グルコシド結合
をランダムに加水分解* する反応を触媒* する endo 型の酵素*.　α-
アミラーゼは動物，植物，微生物に広く分布し，デンプンへの作用
様式は起源によってかなり異なる.　だ液アミラーゼは Cl⁻ で活性化
されるので，アクティベーター* として 10 mmol/L 程度の塩化ナ
トリウム* を加えるとよい.　デンプン分解の様子は簡単にはヨウ素
反応* の変化で調べることができる.

　　　　　　　　→アミラーゼ，耐熱性アミラーゼ，液化型アミラーゼ

α-ナフトール　　　　　　　　　　　　　　　　（α-naphthol）

　$C_{10}H_7OH$, 分子量* 144.17. 無色柱状晶で, 融点* 96.1℃, 沸点* 278~280℃ で, 昇華* 性を示す. エタノール*, エーテル*, クロロホルム*, アルカリ水溶液には易溶で, 水には難溶である. 5% α-ナフトールの 95% エタノール溶液は糖質* の一般呈色反応であるモーリッシュ反応* に用いられる. 褐色ビンに保存する.

アルブミン　　　　　　　　　　　　　　　　　（alubumin）

　タンパク質* の分類名. 卵白アルブミンに代表される水溶性のタンパク質で, 半飽和の硫酸アンモニウム* では塩析* されず, それ以上の濃度で塩析される. グロブリン* は半飽和で塩析される.

アルミナ　　　　　　　　　　　　　　　　　　（alumina）

　酸化アルミニウム（Al_2O_3）のこと. 水酸化アルミニウムを 1,100℃ に加熱* すると得られる. 硬度が大きく, 熱的に安定なので熱分析* の基準物質としてよく用いられる. 自然界にも広く分布し, マグマの中で結晶化したものはルビー（ruby）, サファイヤ（sapphire）として存在する. また, ニューセラミックの原料として重要である.

アレルゲン　　　　　　　　　　　　　　　　　（allergen）

　アレルギーを引き起こす原因物質. ほとんどのアレルゲンはタンパク質* である. アレルゲンには, 食品に由来する食物性アレルゲンと鼻や気道の粘膜を介して侵入する吸入性アレルゲン等がある. たとえば, 前者では, 牛乳アレルゲンのカゼイン* や β-ラクトグロブリン, 卵アレルゲンのオボアルブミンやオボムコイドがある. 後者では, スギ花粉アレルゲンの Cry j 1, Cry j 2 等がある. 食品表示法により, 症例数・重篤度の点から, 原材料から加工食品まで, 鶏卵, 乳, コムギ, ラッカセイ, ソバ, エビ, カニの 7 品目（特定原材料と呼ばれる）を含む容器包装された加工食品と添加物に対して, その表示が義務づけられている. 特定原材料に準じるものとして, アワビ, ダイズ等 20 品目について表示が勧められている. アレルゲンの検出* には, イムノクロマトグラフィー* 法, ELISA 法*, ウエスタンブロッティング法, PCR 法* が用いられ, 種々の検査キットも市販されている.

安定剤　　　　　　　　　　　　　　　　　　　（stabilizer）

　種々の反応がおこらないように作用する物質. 分解や重合, 変

色*，変香，構造や物性変化，濁りや沈殿*・結晶の析出* 等を防ぐために用いる．

アントシアン (anthocyan)

広義のフラボノイド* に含まれる，酸性溶液で紅色，アルカリ溶液で青紫〜青色を示す水溶液植物色素．アントシアンは一般に1〜2分子の単糖類* と結合した配糖体（アントシアニン，anthocyanin）として花・葉・果実に存在する．加水分解* により糖がはずれアントシアニジン（anthocyanizine）となる．金属イオンによって安定化されるので，鉄やミョウバン（カリミョウバン*）が漬物の色止めによく用いられる．

アンモニア (ammonia)

NH_3，分子量* 17.03．特有の刺激臭のある無色の気体で，粘膜を著しく刺激する．高濃度で吸入すると呼吸困難，肺水腫など引き起こす．冷却，圧縮によって容易に液化する．水に易溶でアンモニア水となる．市販のアンモニア水は通常28%，薬局方は10%．濃度が変化しやすいため密栓して保存する．弱アルカリ性にするときによく用いる．尿素からウレアーゼによって生成するのでサメやエイの肉はアンモニア臭がある．アミノ酸*，アミンやタンパク質* の脱アミノ反応でも生ずる．

イオウの検出 (detection of sulfur)

タンパク質* 中のイオウは，試料をアルカリ分解し，酢酸* で酸性とした後，加熱* して発生する硫化水素により酢酸鉛ろ紙* が黒変することで検出できる．含硫アミノ酸* を多く含むグルテン* は陽性，少ないゼラチンは陰性か弱い陽性を示す．

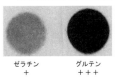

ゼラチン
＋

グルテン
＋＋＋

イオウの検出

→窒素の検出

イオン強度 (ionic strength)

イオンの濃度を示す方法の1つ．電解質溶液に含まれるイオンの濃度を C，そのイオン価を Z としたとき，すべての陽イオンおよび陰イオンについての CZ^2 の和の1/2をいう．すなわち，イオン強度 $(\mu) = (1/2)\Sigma CiZi^2 = (1/2)(C_1Z_1^2 + C_2Z_2^2 + \cdots + C_nZ_n^2)$ で計算される．タンパク質* の溶解性，会合状態やクロマトグラフィー* の分離状態に影響を及ぼす．

イオン交換クロマトグラフィー（ion-exchange chromatography）

　物質の電荷の差によって，混合物を個々の物質に分離するクロマトグラフィー*．正電荷を帯びた成分の分離には陽イオン交換樹脂，負電荷を帯びた成分の分離には陰イオン交換樹脂を用いる．試料を担体*に吸着*させ，溶媒*である移動相*のイオン強度*または pH*を変化させることにより，試料成分を分離溶出させる．無機イオン等のイオン性物質やタンパク質*，ペプチド等の電荷をもつ物質の分析に用いられる．

→クロマトグラフィー，イオン交換樹脂

イオン交換樹脂 　　　　　　　　　　　（ion-exchange resin）

　イオン交換基を導入した不溶性の合成樹脂．導入されるイオン交換基には，陽イオン交換基であるスルホン酸基（sulfo group, $-SO_3^-H^+$），カルボキシル基*（$-COO^-H^+$）と陰イオン交換基である第 4 級アンモニウム基（quaternary ammonium group, $-N^+(CH_3)_3Cl^-$），第 3 級アンモニウム基（tertiary ammonium group, $-(CH_2)_2N^+H(CH_2CH_3)_2Cl^-$）等がある．イオン交換水*の製造やクロマトグラフィー*の担体*等に用いる．

イオン交換水 　　　　　　　　　　（ion-exchanged water）

　イオン交換樹脂*を用いて不純物を除いた水．水に溶存する不純物の多くは荷電しているので，イオン交換樹脂で除去できる．陽イオン交換樹脂および陰イオン交換樹脂の両方を用いる．　　→蒸留水

イオン電極 　　　　　　　　　　　　（ionic electrode）

　溶液中に存在する，特定のイオンを検知する電極．陽イオンから陰イオンまで種々のイオン電極が市販されている．たとえば，ナトリウムイオン電極*，カリウムイオン電極，塩素イオン電極などがある．電極によっては，溶液中に共存する他のイオンの影響を受けやすいので注意が必要．

→塩分計

閾値 　　　　　　　　　　　　　（threshold, limen）

　味覚・嗅覚物質が人間の感覚を刺激する強度を表す値．味の閾値には，味を感知できる最小濃度である絶対閾値*（刺激閾値*，検出閾値）と，濃度の異なる 2 種の物質固有の味を区別できる最小濃度である識別閾値*（弁別閾値*）がある．また，絶対閾値は，純水との違いを感知できる最小濃度である検知閾値*と物質固有の味を感じる最小濃度である認知閾値*に分けられる．温度やその他の環

境条件が閾値に影響するので，測定は注意を要する．

異性体　　　　　　　　　　　　　　　　(isomer)
　分子式が同じで，構造や性質のことなるもの．構造異性体と立体異性体に大別される．前者はさらに連鎖，官能基*，位置の各異性体に区別される．後者は，幾何（シス，トランス）異性体と光学異性体に区別される．たとえば，n-ヘキサン* とイソヘキサンは連鎖異性体，エタノール* とジエチルエーテル*，ブドウ糖* と果糖* の関係は官能基異性体，さらにオレイン酸とエライジン酸は幾何異性体の関係にある．

位相差顕微鏡　　　　　　　　(phase contrast microscope)
　試料を染色* しないで透明の検体* のわずかな屈折率* の差を明暗の差に変えて観察する顕微鏡*．生きた細胞等の観察に利用される．対物レンズ* 後方の位相板とコンデンサー下面のリング絞りを用い，屈折率の差によって位相のずれた回折光を干渉* させる位相差コンデンサーを付ければ，位相差顕微鏡として利用できる．

イソブタノール　　　　　　　　　　(isobuthyl alcohol)
　C_4H_9OH，示性式$(CH_3)_2CHCH_2OH$，分子量* 74.12，融点* -108℃，沸点* 108℃．水に難溶（約20倍の水に溶ける），アルコール*，エーテル* に可溶．有機溶媒* として用いられる．たとえば，水溶性のビタミンB_1*（チアミン）の酸化生成物であるチオクローム* は疎水性が高まるのでイソブタノールに易溶となり，反応液からチオクロームを抽出* するのに用いられる．

1 元配置法　　　　　　　　　　　　　(one-way layout)
　結果に影響を及ぼすと考えられる一因を取り上げ，その因子をいくつかの水準に分けて行う実験計画法．たとえば，品種のことなるコメ A, B, C（3 水準）の物性を測定し比較する場合等．水準が 3 つ以上の場合は分散分析を用い，試料間の有意差* 検定を行う．

→ 2 元配置法

位置効果　　　　　　　　　　　　　　(position effect)
　官能評価* において試料の嗜好* 的性質に関係なく試料の位置が結果に影響を及ぼす現象．たとえば3点比較法* の場合，試料の並べ方を AAB, ABA, BAA と変えて提供し位置効果を防止する．

1：2点比較法　　　　　　　　（1:2-point comparison method）

　最初に試料Aを提示してその特徴をパネル*に記憶させた後，同じAの試料と異なるBの試料2種類を提示し，Aと同じまたは異なる試料を選択させる官能評価*の手法.

一対比較法　　　　　　　　　（method of paired comparison）

　n個の試料から総当たりで2個ずつを組み合わせて，刺激の大きさや好みの評価を行う官能評価*方法. 組み合わせの総数は，$n(n-1)/2$通りとなる. 採点法*を用いる場合にはシェッフェの方法が，順位法を用いる場合にはブラッドレーの方法やサーストンの方法などがある.　　　　　　　　　　　　　　　→2点比較法

一般分析　　　　　　　　　　（proximate analysis）

　食品成分のうち，水分*，タンパク質*，脂質*，灰分*を一般成分と呼び，これらの含有量を分析すること. この分析値の残りを炭水化物*量とする. 水分は一般に常圧105℃乾燥法，タンパク質はケルダール法*，脂質はソックスレー抽出器*等を用いた有機溶媒*抽出*法，灰分は550℃灰化*法により測定する. 日本食品標準成分表*には炭水化物のうちの食物繊維*（水溶性・不溶性）の値も示されている.　　　　　　　　　　　→炭水化物，食物繊維

EDTA　　　　　　　　　　　（ethylenediaminetetraaceic acid）

　エチレンジアミン四酢酸の略称.
$(HOOCCH_2)_2NCH_2CH_2N(CH_2COOH)_2$，分子量292.24. 通常2ナトリウム塩を用いる. 金属キレート剤の1種であり，Ca^{2+}，Cu^{2+}，Fe^{3+}等の金属イオンと配位結合*して安定な水溶性のキレート錯体を形成する. この性質を利用して，理化学分野では金属イオンを定量する際の滴定*試薬*として使われる. 医薬品分野では金属中毒の治療剤として，食品・工業分野では製品の品質保持のための金属除去剤としても利用されている.　　　　　　　　→キレート滴定

遺伝子組換え食品　　　　　　（genetically modified food）

　遺伝子（DNA）を人為的に組換えて栽培した農産物，また，それを原料として製造・加工した食品. 安全性については，厚生労働省の「組換えDNA技術応用食品・食品添加物の安全評価指針」に基づき審査される. わが国で販売・流通が許可されている遺伝子組換え食品は，ダイズ・ジャガイモ・ナタネ・トウモロコシ・ワタ・テンサイ（砂糖大根）・アルファルファ・パパイアの8作物であ

移動相 （いどうそう） (mobile phase)

クロマトグラフィー* で用いる溶媒*. 分離しようとする物質を溶解して担体*（固定相*）を移動して流れていくのでこの名がある.

イノシン酸 （さん） (inosinic acid)

イノシン1リン酸（inosin monophosphate, IMP）$C_{10}H_{13}N_4O_8P$, 分子量* 348.2. リン酸基の位置により 2'-, 3'-, 5'- の異性体* がある. 5'-IMP はかつお節から発見された旨味成分. 昆布の中に含まれる L- グルタミン酸と共存すると, 相乗効果* で旨味が増強される. 肉の熟成に伴い ATP* から生じて旨味に寄与する.

イムノクロマトグラフ法 （ほう） (immunochromatography method)

抗原抗体反応を利用した迅速な検査法の1つ. アレルゲン*, 毒素, 食中毒菌, ウイルス* 等の検出* に用いられる. たとえば, あらかじめ金コロイドで標識した抗体を含むニトロセルロース等の細い試験片の一端に, 調べたいアレルゲン等の抗原を含む検体* を滴下する. これにより, 抗原が金コロイド標識抗体に結合して複合体が形成され, この複合体が毛細管現象で他端に向かって移動すると, 試験片の検出ライン（テストライン）にあらかじめ塗布されている抗原を認識する別の抗体（キャプチャー抗体）にトラップされる. その結果, 金コロイドが集まって赤色のラインが出現することでアレルゲンが検出できる. コントロールラインには, 金コロイド標識抗体に対する抗体が塗布されているので, 赤色のラインが生じない場合は, 正しく測定できなかった可能性があるため, 改めて試験を行う. 本検査法は, 特別な装置が不要で簡単に迅速な結果が得られる等のメリットがあるが, 定量* 性に欠ける等のデメリットもある. そのため, 食器や厨房器具等への残存アレルゲンの拭取り検査等の現場での自主検査として使用されることが多く, 検査キットも市販されている.

色温度 （いろおんど） (color temperature)

光源の光の色を定量的に表わす尺度. 色彩輝度計で測定する. 色温度は K（ケルビン）で表し, K が低いほど暖色系の色あい, 高いほど寒色系の色あいが強まる. 晴天の空の太陽は約 12,000K, 自然光は 5,000~6,000K, 蛍光灯昼光色は約 6,500K となり, 6,500K

より高い温度では白く感じられる．撮影時に色温度を変化させるホワイトバランスを調整することによって，食品・食空間を効果的に演出できる．

引火点 （いんかてん） (flash point)

　一定条件で試料を加熱* したとき，試料表面上の空気とその蒸気が可燃混合気体をつくり，火炎を近づけるとせん光を発して瞬間的に燃焼する温度．可燃性有機溶媒* は引火性が強いので，火気に注意する必要がある．油脂* では物理的性質の1つに挙げられている．たとえば，トウモロコシ油では249℃，ラードでは265℃程度である．密閉式と開放式の引火点試験器がある．

インテグレーター (integrator)

　クロマトグラフィー* で分離された状態を検出して表示し（クロマトグラム），ピークの大きさ（面積）を計測して各ピークの比率を算出する装置．

インドフェノール (indophenol)

　$C_{12}H_6Cl_2NNaO_2$，分子量* 209.08．2, 6-ジクロルフェノールインドフェノールの略．ナトリウム塩になっている．酸性溶液中では赤色，中性〜アルカリ性では青色を示す．還元* されるとロイコ型となり無色になる．メタリン酸* で抽出* された試料溶液中の還元型ビタミンC* の定量* によく用いられる．水溶液はきわめて不安定だが，ブタノール* を加えた液は室温でも数ヶ月，冷蔵すればさらに安定である．

ウイルス (virus)

　細胞に寄生しなければ増殖することのできない遺伝子とそれを包むタンパク質* から成る寄生体．生物と無生物の境界上の存在といえる．動植物のみならず，細菌* や真菌* を宿主とするものもあり，細胞内に入り自らの持つ遺伝子を発現する性質もあるので，遺伝子操作にも利用される．

ウェーバ・フェヒナーの法則 （ほうそく） (Weber-Fechner's law)

　刺激に対する人間の感覚強度（E）が刺激強度（R）の対数に比例して増加することを述べた法則．$E=K \cdot \log R$ の式で表される．片対数グラフ上では直線となる．たとえば，感覚の強さを2倍にするためには，刺激の強さは元の強さの2乗倍強くする必要があ

ることを示している. 官能評価* においては, 採点法* を用いる場合に適合することが多い.　　　　　　　　　→スティーブンスの法則

上皿天秤 (even balance)

上皿天秤

秤量* するものや分銅* を上げ下げする皿が天秤のさお（アーム, arm）の上についている天秤. 天秤に上げ下げするときにぶつかるところが少なく使いやすい. 使用しないときは皿を一方に重ねておく.
　　　　　　　　　　　→下皿天秤, 電子天秤

永久標本 (permanent preparation)

顕微鏡* で観察するプレパラート*（標本）で, 試料→固定* →脱水* →包埋* →薄切* →染色* を終えた切片* に合成樹脂封入剤を1~2滴落としカバーガラス* をかぶせて封入* した標本. 必要に応じて随時鏡検* できるのでこの名がある.
　　　　　　　　　　→脱水, 薄切, 封入, ホルマリン

曳糸性 (thread forming property, spinnability)

粘度の高い液体や高分子* 溶液が糸を引く現象. 強く撹拌して離すと弾力的に後戻りする. すりおろしたヤマイモ, 卵白*, だ液, ゴム液, デンプン* 糊液等にみられる. 曳糸性は液体中の1種の網目構造によるとされ, 表面張力や液体の粘弾性には関係しない. 液に浸した鋼球を一定速度で引き上げたとき, 一緒に引き上がってくる液体が切れるまでの長さで評価できる.

AOAC (Association of Official Analytical Chemists)

北米（合衆国, カナダ, メキシコ等を含む）の国立, 公立の大学や研究所が所属し, 農務省に関係している肥料, 飼料, 食品, 化粧品, 殺虫剤等の分析の研究者や技術者などで組織している協会. この協会で規定された分析法は AOAC 法といわれ, これらの分野の公定法となっている.

HPLC (high-performance liquid chromatography)

高速液体クロマトグラフィー* のこと.

液化型アミラーゼ (liquefaction amylase)

高粘性であるデンプン* 糊に作用させると, デンプンを分解し

て急激に粘度を低下させて水のような状態に変えてしまう（液化する）アミラーゼ*のこと．α-アミラーゼ*がこれにあたる．酵素*によるデンプンの分子サイズの変化は，ヨウ素反応*による呈色*と極大吸収波長の変化，サイズ排除クロマトグラフィー*，粘度*の低下で評価できる．　　　　　　　　　　　→糖化型アミラーゼ

液浸（系）レンズ　（immersion objective）
えきしん（けい）

顕微鏡*の対物レンズ*とプレパラート*の間をイマージョンオイルで埋めて（液浸して）使用する対物レンズ．油浸系レンズともいう．強拡大する場合のレンズで，通常の観察（乾燥系レンズ*での観察）には使えない．レンズ胴部に黒線を入れて区別しやすくしてある．

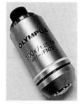

液浸系レンズ

液体クロマトグラフィー　（liquid chromatography）
えきたい

移動相*に液体を用いるクロマトグラフィー*の総称．固定相が円柱状のものをカラムクロマトグラフィー*，平板状のものを平面クロマトグラフィーという．前者を改良した高速液体クロマトグラフィー*（HPLC）は，移動相をポンプで送液するため，混合試料を迅速に分離することができる．現在では分析・分離精製などに最も広く使用されている．後者には，ペーパークロマトグラフィーと薄層クロマトグラフィー*がある．

液体（化）窒素　（liquid nitrogen）
えきたい（か）ちっそ

窒素の液体．無色で沸点が -196℃ と低温で不活性であるため，冷媒*として試料の凍結や細胞の保存，冷凍食品の製造に用いられる．

液体培地　（liquid medium）
えきたいばいち

液状の培地*．固形物が含まれていても懸濁*状態で，流動性があれば，液体培地に含まれる．

エクソテンソグラフ　（Brabender extensograph）

ドウ*の伸張度と抗張力を測定する機器．ファリノグラフ*で調製したドウを，フック状のレバーを用いて，引っ掛けるように上から下へ引き伸ばす．得られたグラフをエクソテンソグラムという．

SI (国際) 単位系 　　　　　　(International System of Units)

国際的な統一単位系．度量衡以外の単位を追加していく過程で，メートル法がいくつかの単位系に分かれてしまったため，再統一する目的で制定された（巻末を参照）．単位の倍量，分量はすべて十進法で，10 のベキ乗について接頭語（巻末を参照）が定められている．
→メートル法

SDS-ポリアクリルアミドゲル電気泳動
(SDS-polyacrylamide gel electrophoresis)

ドデシル硫酸ナトリウム（SDS）を用いたポリアクリルアミドゲル電気泳動*．SDS-PAGE と略され，タンパク質* を分子量* の違いによって分離するときに用いる．タンパク質の S-S 結合を還元* する試薬* を加えて SDS で処理すると変性* して多数の SDS が結合した複合体となる．その結果，タンパク質はすべて多量の負電荷を帯び，分子量の違いによって電気泳動で分離できる．
→スラブ電気泳動，ポリアクリルアミドゲル電気泳動

エステル 　　　　　　(ester)

エステル結合* で生成した化合物．

エステル価 　　　　　　(ester value)

油脂* の中のエステル* 態の量．遊離* 脂肪酸* の多い油脂では，水酸化カリウムが，油脂のケン化* および中和に使われるので，ケン化価* から酸価* を引いた価をエステル価とする．

エステル結合 　　　　　　(ester linkage)

有機酸* のカルボキシル基*（R-COOH）とアルコールの水酸基（R'-OH）の脱水縮合で生じるときの結合（R-COOR'）．多くの脂質* の結合に見られる．

エタノール 　　　　　　(ethanol)

CH_3CH_2OH，分子量* 46.07．エチルアルコールの慣用名．融点 -114.12℃，沸点 78.3℃．有機溶媒* の１種で，脂溶性色素成分の抽出*，脱水*，化学反応試薬等に頻繁に用いられる．単にアルコールといわれる場合も多く，特有のにおいと味のある無色の液体で，最も普通のアルコール．酒類のアルコールの主成分で，飲用になる唯一のアルコールである．70% 濃度のエタノールは殺菌* 性があり消毒剤となる．エチレンに水素添加して製造される合

成アルコール（synthetic alcohol）もあるが，酒類用のアルコールは，すべて酵母* の発酵* により生成されたものである．工業用のアルコールは，毒性の強いメタノール* を加え，変性アルコール（industrial methylated alcohol）とよばれる．

エチルアルコール　　　　　　　　　　　　　　　　**(ethyl alcohol)**

エタノール* のこと．

エチルエーテル　　　　　　　　　　　　　　　　　**(ethyl ether)**

$CH_3CH_2OCH_2CH_3$，分子量* 74.12．融点* -116.3℃，沸点* 34.5℃．無色で特有の芳香を有する揮発性の有機溶媒*．ジエチルエーテル，単にエーテルともいう．エタノール*，メタノール* とは任意の割合で混ざり合うが，水にはわずかにしか溶けない（6.05%，25℃）．ソックスレー抽出器* による脂質* の抽出* 溶媒* としてよく用いられる．引火しやすいので特に注意する必要がある．通電するコンセント付近を避けて風通しのよいところやドラフト* 内で扱い，抽出液を冷蔵保存する場合も密栓できる容器を用いること．麻酔性がある．

X 線（せん）　　　　　　　　　　　　　　　　　　**(X-ray)**

電磁波の1つ．発見者の名からレントゲン線ともいわれる．波長は1 pm（ピコメール，10^{-12} m）から10 nm（ナノメートル，10^{-9} m）程度で物質を透過する力が強いが，結晶性物質はX線を回折させるので結晶構造や結晶性物質の解析に用いられる．医療分野では，健康診断のX線撮影，身体の内部の断層画像にする CT（computed tomography）に利用されるほか，空港等の手荷物検査にも利用される．　　　　　　　　　　　　　　　→ X 線回折

X 線回折（せんかいせつ）　　　　　　　　　　　　**(X-ray diffraction)**

結晶がX 線* を回折することを利用して結晶構造を解析する方

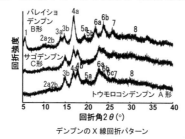

デンプンのX 線回折パターン

法. たとえば, 生デンプン* やセルロース* は結晶質部分と非結晶質部分があるため特有の X 線回折像を示す. デンプンは糊化* すると回折ピークが消失し, 老化* によりそれが一部回復するので, 糊化, 老化の解析に用いられる.

→示差走査熱量測定, β-アミラーゼ・プルナラーゼ法

ATP　　　　　　　　　　　　　　　　（adenosine triphosphate）

アデノシン 5'-3 リン酸の略. 生体中に広く存在し, エネルギーの獲得および利用に寄与している. また, 筋肉の収縮, 蛍の発光のような生物発光においても ATP の分解で生じたエネルギーを利用している.　　　　　　　　　　　　　　　　　　　　　　　→ ADP

ADP　　　　　　　　　　　　　　　　（adenosine diphosphate）

アデノシン 5'-2 リン酸の略. ATP が分解すると ADP とリン酸が生ずる. 活魚などのヌクレオチド（リボースまたはデオキシリボースのリン酸エステル）の主体は ATP であるが, 死後 ATP の分解がおこり ADP とリン酸が生ずる. ADP はさらに分解し, AMP（adenosine monophosphate）からイノシン酸*（IMP）へと変化する. IMP は強い旨味を呈する.　　　　　　　　　　　　→ K 値

エーテル　　　　　　　　　　　　　　　　　　　　　　（ether）

エチルエーテル* を指す.

NMR　　　　　　　　　　　　　（nuclear magnetic resonance）

核磁気共鳴* のこと

n-ヘキサン　　　　　　　　　　　　　　　　　（normal hexane）

$CH_3(CH_2)_4CH_3$, 分子量* 86.18. 融点* -95.34℃, 沸点* 68.7℃の無色透明の液体. 炭素数 6 の炭化水素であるアルカン（alkane, C_nH_{2n+2}）の 1 つで, 油脂* の抽出* や溶媒* 等として利用されている. 異性体* として 5 種類知られている.

エバポレーター　　　　　　　　　　　　　　　（evaporator）

湯浴*（ウォーターバス）内で加熱しながら蒸発フラスコ（丸底, ナス型フラスコ* など）内をアスピレーター* 等で減圧して溶媒を蒸発させる装置. 水や有機溶媒* 等を蒸発させて濃縮* することや, 乾固して溶質を回収することに用いられる. フラスコ内の溶液の蒸発効率を高めるために, フラスコを回転させながら突沸* を防止し

て蒸発を行うロータリー型が一般的である.　　　　　　　　→沸点

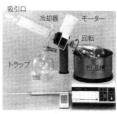

エマルション　　　　　　（emulsion）

　液体に液体の小滴が分散している液. 乳濁液ともいう. 分散質*, 分散媒* の種類によっていろいろなエマルションがある. 水に油が分散しているものを水中油滴型（O/W）エマルション（oil in water emulsion）, 逆に油に水が分散しているものを油中水滴型（W/O）エマルション（water in oil emulsion）という. 牛乳, マヨネーズは O/W 型, バター, マーガリンは W/O 型である. エマルションのタイプが変わることを転相（phase inversion）という.

エバポレーター

　　　　　　　　　　　　　　　　　　　→懸濁液, 乳化

ELISA 法　　　　　　　（enzyme-linked immune sorbent assay）

　抗原抗体反応（免疫反応）を利用して特定のタンパク質* を検出*, 定量* する方法. 比較的簡便でアレルゲン* の検出, 牛海綿状脳症（BSE）の検出, 微量タンパク質や異物タンパク質の検出等に用いられる. 種々の方法があるが, たとえば多数の円形くぼみ（ウエル）のあるマイクロプレートに試料液を加えて目的とするタンパク質*（標的タンパク質）を固相化し, その標的タンパク質に対する酵素* が結合した抗体（酵素標識抗体）を反応させ, 洗浄* 後酵素の基質（反応すると吸収スペクトル* が変化する基質）を加えてマイクロプレートリーダーで吸光度* を読取り, その酵素活性から標的タンパク質を検出する.

塩化ナトリウム　　　　　　　　　　（sodium chloride）

　$NaCl$, 式量* 58.45, 融点* 800.4℃. 食塩ともいう. 海水に平均 2.8% 含有される. 無色の六面体結晶. 水に易溶（100 g に 0℃ で 35.7 g, 100℃ で, 39.8 g）エタノール* に難溶. ナトリウム塩の製造原料, 防腐剤等に利用される. 生物の電解質バランスに重要. 生理食塩水は約 0.9%. 水溶液中では Na^+ と Cl^- に電離する. 硝酸銀* と反応して白色沈殿（塩化銀）を生ずる. 食品中の塩化ナトリウム含量は, 沈殿滴定* や塩分計* で測定される. Cl^- が塩味を呈する. 塩味としての適切な濃度範囲は 0.8~1.0% 付近と狭い. 調味のほか, 浸透* 圧による脱水*, 防腐作用, 酵素* による褐変* 防止, タンパク質* の熱凝固* 促進, セッケン* の塩析*, 肉タンパク質の

溶解，小麦グルテン*の形成促進，クロロフィル*の安定化，粘質物（ぬめり）の除去等に用いられる．　　　　　　→モール法

えん下困難者用食品　　　　　　　　　　　(food for dysphagia)

えん下（飲込み）の困難な高齢者等用に硬さ*やまとまりやすさ，飲み込みやすさを整えた食品．硬さ，付着性*，凝集性*を指標として3段階の許可基準が設けられている（厚生労働省，2009年）．また，咀嚼*の補助を目的にかむ力や飲み込む力の目安，硬さ上限値，粘度*下限値，性状等を指標として，とろみ調整も含めたユニバーサルデザインフード（universal desine food, UDF）の規格がある（日本介護食品協議会，2003年）．両規格に該当する食品の多くはゼリー状やムース状である．　　→ユニバーサルデザインフード

塩酸　　　　　　　　　　　　　　　　　　(hydrochloric acid)

塩化水素（HCl，分子量* 36.55）の水溶液．代表的な強酸*の1つ．pH*の調整*，中和*等化学実験ではよく利用される．試薬*の塩酸は，濃度36%，約12 mol/ L（約12規定，N）で濃塩酸（concentrated hydrochloric acid）ともいう．揮発性で発煙し，強い刺激臭がある．胃酸の酸は塩酸．希塩酸（dilute hydrochloric acid）は濃度10%程度以下で，たとえば「1：3塩酸」（塩酸1に水3の割合で混合，約9%，約3 mol/L＝約3 N）は希塩酸．

遠心管　　　　　　　　　　　　　　　　　(centrifugal tube/bottle)

遠心分離するときに用いる筒状の容器．種々の容量のガラス*，ポリプロピレン等の材質のものがある．ふた付きのものもある．遠心する液は遠心管の 2/3 程度までとし，2つ一対として天秤*で重量*をつり合せてから遠心分離*する．

遠心分離　　　　　　　　　　　　　　　　(cetrigugation)

回転しながら遠心力をかけて試料液中の分散質*を分離，分画する方法．比重*の異なる多くの成分の分離によく用いられ，ろ過*で分離しにくい微細物，エマルション*や粘稠な試料にも有効である．遠心分離機には手回し式もあるが回転数（遠心力）を調節できるモーター回転式が一般的である．卓上型，高速回転に伴う発熱を避ける冷却型，重力加速度の数万倍以上の遠心力がかけられる超遠心型，多量の試料液を連続遠心できるもの等種々ある．

塩析 (salting-out)

一定濃度以上の無機塩類溶液で溶質が析出* する現象．物質によって析出する塩濃度が異なるので，それらを分離する方法によく用いる．たとえば，卵白グロブリンは，硫酸アンモニウム* の飽和溶液* の半分の濃度（半飽和，half saturation）で塩析されるが，卵白アルブミンは飽和状態（全飽和，saturation）でないと塩析されないので分離ができる．

遠赤外線 (far-infrared ray)

赤外線* の 1 種．赤外線を 2 分するとき，0.78 μm~2.5 μm は近赤外線*，波長 2.5 μm~1,000 μm の赤外線を遠赤外線という．工業的遠赤外線を波長 25 μm~ とし，2.5 μm~25 μm は中間赤外線として 3 分することもある．食品に遠赤外線を当てると，食品を構成している分子中の原子と原子の振動数（3~30 μm）に対応した波長の遠赤外線が吸収* され，振動が激しくなって熱が発生し，食品が加熱* される．遠赤外線を熱線として利用した調理法として，炭火焼きや石焼きいも等が挙げられるが，遠赤外線は表面の極わずかな部分で吸収* されて深部までは届かない．石焼きいもがおいしいのは遠赤外線の影響ではなく，温和な加熱でデンプン* の糊化*，β-アミラーゼ* によるマルトース* 生成，水分の適度な蒸発が起こることによる．物体はその温度によって遠赤外線を放射するのでこれを検知するサーモグラフィー（thermography）で食品の温度分布が測定できる．

円卓法 (open panel method)

パネリスト* 同士が円卓を囲んで意見を交換しながら試料の嗜好* 的性質を評価する官能評価* 法．オープン・パネル法ともいう．個室法* による官能評価を行う前に試料の特性を把握し，評価項目を選択するため等に用いられる． →個室法

塩分計 (salt meter)

食品などに含まれる塩分濃度を測定する計器．浮秤式や屈折率*，イオン電極* を利用したものがある．現在はイオン電極法が一般的である．塩分の主体は塩化ナトリウム*（NaCl）なのでナトリウムイオン（Na^+），または塩素（塩化物）イオン（Cl^-）を測定することにより求まる．一般に，塩分計はナトリウムイオン電極* を用いて Na^+ を測定し，NaCl に換算して表示するものが多い．操作が簡単なので，品質管理などによく用いられる．ただし，カリウムイオ

ン（K^+）が多いとプラスの誤差を与えるので注意が必要．pHに影響を受けるため，pH 5以下では炭酸カルシウムなどで中和してから行った方が良い．

応力緩和測定
(stress relaxation measurement)

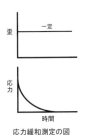

応力緩和測定の図

試料に荷重をかけて一定の変形を与えて，時間の経過にともなう応力（stress）（単位面積あたりの力）の減少を測定する方法．加えた一定の歪みで生ずる内部応力が，時間の経過とともに低下する現象で，多くの食品の粘弾性* に関する特性の解析に用いられる．

オサゾン
(osazone)

還元糖* のカルボニル基（-CHO または >C=O）にフェニルヒドラジン* を結合させた結晶性化合物．還元糖の種類によって結晶形や融点が異なるので，還元糖の同定* に用いられる．

オートクレーブ
(autoclave)

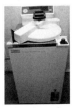

オートクレーブ

高温高圧の水蒸気により加熱* する器具．または，これで加熱すること．熱安定性のよい培地* の滅菌* 等に用いられる．液体培地* の場合には，1.2 kg/cm² （2気圧，124℃）15〜20分で芽胞まで死滅するが，固形物を多く含む場合にはこれでも不十分な場合もある．滅菌のほか100℃以上の熱処理をするときにもよく用いられる．

オーバーラン
(overrun)

ホイップクリームや卵白* 泡，アイスクリーム等の泡沫に含まれる空気の割合．次式により求められる．アイスクリームではアイスクリームミックスの容量に対する増加した容量の割合とする．

オーバーラン(%)={(一定容積のクリーム重量−同容量の気泡クリームの重量)/ 一定容積のクリーム重量}×100

オリゴ糖
(oligosaccharide)

単糖が2分子以上10分子程度までグリコシド結合* した糖．少糖類ともいう．ショ糖*，乳糖*，麦芽糖*，ブドウ糖* が還元基同士で結合したトレハロース，ブドウ糖が重合したマルトオリゴ糖，

ショ糖に果糖*が結合したフラクトオリゴ糖，乳糖*にガラクトース*が結合したガラクトオリゴ糖，乳糖に果糖が結合した乳果オリゴ糖，キシロースが重合したキシロオリゴ糖等がよく知られている．オリゴ糖の多くは低甘味，低エネルギー，難消化性，整腸作用，低う蝕性，ミネラル吸収促進作用等の機能を示す．多糖類*とオリゴ糖の中間の分子量*の糖をメガロ糖ということがある．

オルトフェナントロリン法　　（ortho-phenanthroline method）

　鉄イオンの比色定量法の1つ．o-フェナントロリン（$C_{12}H_8N_2$，式量* 180.21，無色の結晶で，エタノール*，アセトン*に可溶）が鉄，銅，コバルトイオン，特にFe^{2+}とは深紅色の安定な錯イオン$[(C_{12}H_8N_2)_3Fe]^{2+}$を形成するので，$Fe^{2+}$の比色分析*に用いられる．CdやZnなど各種金属イオンによって妨害されるが，共存物が少量ならpH 3~4に調整*すると抑制できる．

オルトリン酸　　　　　　　　（orthophosphoric acid）

　リン酸のこと．

温度計　　　　　　　　　　　　（thermometer）

　温度を測定する計器．一般には赤色に着色した灯油や有機溶媒*をガラス*管に封入したガラス製のアルコール温度計（-200~200℃），水銀を封入した水銀温度計（-50~650℃）がよく用いられる．温度目盛りの下部に標線（漬没線）のある温度計は，液だめの球部から漬没線までを測定したいものに挿入しないと正確に測れない．温度がきちんと校正されている標準温度計もある．金属製温度計には，バイメタルや熱電対温度計*，白金抵抗温度計が使われ，通常温度がデジタル表示される．→熱電対温度計

灰化　　　　　　　　　　　　　（incineration）

→灰化

解硬　　　　　　　　（resolution of rigor, rigor off）

　動物の死後，いったん硬くなった（死後硬直，rigor mortis）肉質が再び軟らかくなる現象．解硬時には肉質の軟化*だけではなく，筋肉中のカテプシン等のプロテアーゼ*が働き，タンパク質が分解されてアミノ酸*，ペプチドが生成し，ATPが分解されてイノシン酸*などが増加することで旨味が増強する．この経過を熟成（aging）という．解硬にいたる時間は冷蔵（約4℃）の場合，魚で

は死後約 20 時間，ウシでは約 7~10 日間，ブタでは約 3~5 日間，ニワトリでは約 1~2 日間．ドライエイジング（dry aging，乾燥熟成）製法として，牛肉を 0~4℃，湿度 80% 前後に保ち，常に肉の周りの空気が動く状態を作り 14~35 日間と長時間熟成させる方法もある．

開口数 （numerical apature）

対物レンズ* に入射できる光の広がり角度．顕微鏡* で拡大して識別できる能力（解像力*）を決定づけ，開口数の大きなレンズほど解像力は高い．乾燥系レンズ* では開口数 0.05~0.95 まで，液浸系レンズ* では 0.65~1.4 ぐらいのものが作られている．

海砂 （sea sand）

乳鉢* で磨砕* するとき磨砕しやすくする助剤の 1 種．ケイ砂．

→磨砕

外挿 （extrapolation）

条件の異なるデータを基にその条件範囲を超えて値を予測すること．たとえば，いくつかの濃度の反応溶液の吸光度* を濃度に対してプロットし，両者の関係性からその濃度範囲外の吸光度を予測するときに行う．この相関関係を示す回帰式を求め，その式から測定範囲外の値を求める．実験条件の範囲内で値を求めるときは内挿（法）といい，検量線* を用いて定量* を行うときに用いられる．また，毒性試験のようにヒトで調べることができない場合，実験動物で得られたデータをヒトに当てはめ，推定するときも外挿という．

解像力 （resolving power）

対物レンズ* がプレパラート* の細かな部分をはっきり 2 点として識別して拡大できる能力．分解力ともいう．対物レンズの開口数* で決定される．光学顕微鏡の通常の有効倍率は 1,000 倍でこれ以上倍率を上げても解像力は上がらない．

回転粘度計 （rotational viscometer）

回転体と流体の間に生じるずり応力* を測定する粘度計．回転する外筒の中に，同軸でトルク検出装置のついた内筒が入っている円

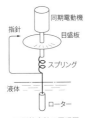

B 型粘度計の原理図

筒回転粘度計が代表的. このほか, 回転体自体にトルク検出装置を付けたものや, 2枚の円板の間に液体を入れ, 一方を回転させ他方に伝わるトルクを測定するもの (平行板プラストメーター) などがある. 懸濁* 液でも測定できる.　　　　　　　　　　　→粘度

火炎滅菌　　　　　　　　　　　　　(flame sterilization)

　固体の表面についた菌を, 直接炎であぶって滅菌* すること. 金属線のように, 小型で耐熱性の高いもののほか, 一度開けた綿栓* を戻す際の落下菌* による汚染の除去等に用いられる.

加温　　　　　　　　　　　　　　　　(warming)

　60℃ 未満の温度で穏やかに加熱* すること. 湯浴* の火を止め, 少し冷まして使うとよい.　　　　　　　　　　　　　→加熱

化学天秤　　　　　　　　　　　　　(chemical balance)

　分析を目的とした物質の質量* を測定する秤. 通常, 秤量* 100~200 g, 感量* 0.1 mg の天秤のことをいう. 操作性のよい直示天秤* に代わり, 現在は電子天秤* が主流となった.　　　→電子天秤

拡散　　　　　　　　　　　　　　　　(diffusion)

　物質が濃度の高い方から低い方へ移動して等しい濃度に近づく現象. 茹でた野菜は細胞膜の半透性が失われるので, 調味液を加えて加熱* すると拡散して食品内部へ移動し野菜に浸透* しやすい. 加熱せず冷やして漬け込むとクロロフィル* の変色* を抑制して調味できる.

核磁気共鳴　　　　　(nuclear magnetic resonance, NMR)

　原子核が強力な磁場の中で特定の周波数の電磁波 (ラジオ波) と共鳴して相互作用すること. NMR ともいう. 原子核は磁石の性質をもつため, 強い磁場の中では磁場と同じ向きの低エネルギー状態か逆向きの高エネルギー状態になる. このときそのエネルギー差に相当する周波数の電磁波を共鳴吸収する (核磁気共鳴). この吸収* をシグナルとして電気的に測定したのが NMR スペクトルである. このスペクトル* から物質の構造情報を得る NMR 分光法は, 試料の前処理が少なくてすむ非破壊検査法* で, 有機化合物の構造解析法として必須である. また, 化学分野だけでなく生体内の水分子の運動性を画像処理して, コンピューター断層撮影法に応用して MRI (magnetic resonance imaging) 装置のような医療機器にも使用されている.

撹拌子 （stirring rod）

撹拌子 (stirring rod)

スターリングバー* のこと.

過酸化物 （peroxide）

酸素分子が結合した酸化* 物. 酸化物（oxide）は通常酸素1原子結合したもの（=O）であるが, 過酸化物は2原子の酸素が結合したもの（-OO-）. 不安定で反応性が高い. 油脂* の不飽和脂肪酸の酸化で生成するハイドロパーオキサイド*（-OOH）は過酸化物の1つ.

過酸化物価 （peroxide value）

油脂* の初期の酸化* 程度を示す過酸化物* の含量. 過酸化物価（POV）は油脂の保存中の劣化の程度を示す変数* の1つ. 油脂は酸敗* の過程で不飽和脂肪酸に酸素が結合して過酸化物を作る. 一般的には, 過酸化物がヨウ化カリウム* と反応して遊離するヨウ素をチオ硫酸ナトリウム* で滴定（ヨウ素滴定*）し, 試料1 kgに対するミリグラム当量数で示す. JAS* では, 食用精製加工油脂は3.0以下と規定されている. 簡易測定キットもある.

可視光線 （visible rays）

肉眼で見える波長 380~780 nm（ナノメーター）の光. 波長が異なると光は色をもち, 全色を含む光は白色（無色）となる. 白色光から個々の波長の光に分けることを分光という. これに使うものを分光器*（フィルター, 回析格子, ホログラフィックグレーティング等）という.　　　　　　　　　　　　　　　　　→分光光度計

加水分解 （hydrolysis）

水分子を付加する形で化学結合を分解すること. 単に水解ともいう. グリコシド結合*, ペプチド結合* 等を酸や酵素* で加水分解すると, 構成している糖やアミノ酸* が生成する.

ガスクロマトグラフィー （gas-liquid chromatography, GLC）

気体を移動相* として用いたクロマトグラフィー* で気体および気体とした物質を分離する方法. 固定相* には, 活性炭* 等の固体の吸着* 剤（担体*）, あるいはキャピラリー* の内壁にシリコーン油等の高沸点液体をコートしたものが使われる. 試料は気体状にしてカラム* に送られ, 固定相との親和性（吸着性, 溶解性）の差によって分離される. 食品, 香料, 医薬品, 環境等の幅広い分野で使

用される.

ガスバーナー　　　（**gas burner**）

加熱* 用のガス器具. 空
気が一様にガスと混合し高
温度になるテクルバーナー
(Teclu burner) が主流. 2
つのリング状の調節ネジが

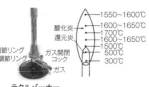

テクルバーナー

あり, 下のリングがガス, 上のリングが空気の開閉と流量調節のネ
ジ. 下のリングを開けて点火（不完全燃焼の黄色い炎）し, 下のリ
ングを抑えて上のリングを回転して空気量を調節して完全燃焼［外
側の青い炎は酸化炎（oxidizing flame）, 内側は還元炎（reducing
flame)］させて使う. 消すときは逆に操作する.

カゼイン　　　（**casein**）

乳汁の主要なタンパク質* でリンタンパク質の 1 種. α_s-, β-,
κ-, γ- カゼインに大別される. 牛乳に約 2.6%, 人乳に約 0.5% 含
まれる. 乳汁中では, リン酸カルシウムと結合して複合体（カゼ
インミセル, casein micelle）を形成し, コロイド* 状に分散して
いる. 必須アミノ酸* をバランスよく含み栄養価は高い. 酸やエタ
ノールの添加によって沈殿*・凝固* する. 熱安定性がよく, 熱凝
固* 温度は 160~200℃ なので通常の加熱では凝固* しない. 等電
点* は pH 4.6. ヨーグルトやチーズの製造には必須で, 乳化* 剤と
しても用いられる.

可塑性　　　（**plasticity**）

塑性* のこと.　　　　　　　　　　　　　　　　　→塑性

硬さ　　　（**firmness, hardness**）

食品のテクスチャー* を表す用語. 一定の変形をさせるときに必
要な力をいう.　　　　　　　　　　　　→テクスチュロメーター

活性炭　　　（**active carbon**）

木材を特殊な方法で蒸し焼きにしたもの. 物質を吸着* する性質
があるためクロマトグラフィー* の担体*, 各種脱色剤, 冷蔵庫や
車などの消臭剤, タバコのフィルター等に使われている. 再生して
再利用できることから骨炭も利用される.

かっぺん
褐変 (browning)

褐色となること．リンゴの褐変のような酵素的褐変*と多くの食品にみられる加熱*による非酵素的褐変*に大別される．非酵素的褐変にはアミノ−カルボニル反応*とカラメル化*反応がある．

→酵素的褐変反応，アミノ−カルボニル反応

かとう
果糖 (fructose)

$C_6H_{12}O_6$，分子量* 180.16．果物の甘味成分として広く分布する炭素6つからなる6炭糖の単糖類*の1つ．フラクトースまたはフルクトース（Fru と略記）．ケトン基（>C=O）を有するケトース*の1種．ショ糖*の約 1.5 倍の甘みがある．

カードメーター (card meter)

チーズカード，プリン，豆腐等のゲル*状食品の物性測定に用いる装置．バネでつるした円形の感圧軸を下端にして試料を一定速度で上昇させて押し当てて，感圧軸の動きを時間の関数として記録し，破断特性等を調べる． →レオメーター

かねつ
加熱 (heating)

通常 60℃ 以上の温度で熱するとき加熱という．ガスバーナー*で直接加熱する場合と，湯浴*等を用いて水を熱しその水で間接的に加熱する場合がある．ゆっくり加熱したい場合や，引火性の有機溶媒*を加熱したい場合には，間接加熱とする． →加温，沸点

かねつ
過熱 (over heating)

加熱*しすぎること．長時間加熱しすぎたり，所定温度より高い温度で加熱すると，分解や重合等の望ましくない反応が強くおこったり，収量*が低下したりするので注意する必要がある．

かねつあんていせい
加熱安定性 (heat-stability)

加熱*したときのものの安定性．

かねつすいじょうき
過熱水蒸気 (superheated steam)

気化した水を加熱*して 100℃ 以上の温度とした水蒸気．食品全体を均一に加熱でき，大量調理に用いるスチームコンベクションオーブン*の熱源に利用される．過熱水蒸気による蒸し加熱とオーブンの熱風加熱を併用して，焼く，煮る，蒸す等多種類の加熱調理ができる．過熱水蒸気中には酸素がごくわずかしか含まれないので

加熱による酸化* が抑制される.

→スチームコンベクションオーブン

カバーガ（グ）ラス　　　　　　　　　　　　　　（cover glass）

　プレパラート* を作成するとき，スライドガラス* 上の試料を覆うのに使うガラス板. カバーガラスの厚みは顕微鏡* の解像力* に影響するので，厚みは標準で 0.17 mm に指定されている. ガラス* 面は素手で触れないように切り口をもつようにする.

カビ（黴）　　　　　　　　　　　　　　　　　　（mold）

　菌糸を作る真菌* の総称. 糸状菌とはほぼ同義に用いられるが，生物学上の用語ではなく，日常用語である. 日常的にカビとされるものは，その中でも不完全菌に属するものが多い.　　　　　　　→麹

過飽和溶液　　　　　　　　　　　　　（supersaturated solution）

　溶解度* 以上に溶質が溶けている溶液. 過剰に溶けている分は不安定なので，撹拌や振動等のショックにより沈殿* として析出* しやすい. ショ糖* は比較的安定な過飽和溶液をつくりやすい.

→フォンダン

カラギーナン　　　　　　　　　　　　　　　（carrageenan）

　スギノリやツノマタなどの紅藻類の細胞間粘質多糖. ガラクトース* とその硫酸化物等の誘導体* から成り，カッパー（κ）型，ラムダ（λ）型，イオター（ι）型がある. κ 型は K^+，ι 型は Ca^{2+} によりゲル* 化し，λ 型はゲル化せず増粘効果を示す. 硫酸基含量は λ＞ι＞κ の順に下がる. これらはゲル化剤や増粘剤として食品，医薬品，化粧品等の幅広い分野で利用されている. 食物繊維* の 1 種.

ガラクトース　　　　　　　　　　　　　　　（galactose）

　$C_6H_{12}O_6$，分子量* 180.16. 炭素 6 つからなる 6 炭糖のアルドース* で還元糖* の 1 つ. ショ糖* の約 50% の甘味がある. 乳糖* や寒天* の構成糖.

空試験　　　　　　　　　　　　　　　　　　（blank test）

　試薬* のみで試料を含まない分析試験. 分析を行う際に，試薬，溶媒，容器等の影響による誤差を補正するため，試料が含まれていない状態で試験する. ブランクテストともいう. 試料を用いて試験するものは本試験という. 本試験の値から空試験の値を差し引い

て，誤差の影響を排除した正しい測定値を得るようにする.

ガラス　　　　　　　　　　　　　　　　　　　　(glass)

　ケイ砂（主成分二酸化ケイ素 SiO_2）にソーダ灰（Na_2O），石灰（CaO）を加えて高温で溶融，冷却する等して製造される物質. 原料の種類と組成により石英ガラス，ホウケイ酸ガラス（硬質ガラス* ともいう），ソーダガラス（軟質ガラス* ともいう），鉛ガラスと色々ある. 実験器具の多くは硬度，耐熱，耐薬品性に優れたホウケイ酸ガラス製. ホウケイ酸ガラスとソーダガラスを乳鉢* で磨砕* し，水を加えてフェノールフタレイン* を滴下すると前者は呈色* しないが後者は呈色するので，ホウケイ酸ガラスが溶けにくいことが解る. ガラス細工* は高温に加熱* したときに徐々に軟化* する特性を利用して行う.

ガラス細工　　　　　　　　　　　　　　　(glass blowing)

　ガラス* の切断を含め，加熱* 等によって伸ばし，曲げ，丸め等の細工をすること. ガラス管やガラス棒* の切断は，平ヤスリでシャープにキズをつけ，反対側に親指を当ててやや引きながら力を入れて折るようにする. 切り口の丸めは，ガスバーナー* で加熱してガラスを軟化* して，ガラス管の伸ばしは，ガスバーナーでまんべんなく広い範囲で加熱して十分に軟化させ，ガスバーナーからはずして若干左右にひねりながら引き伸ばす. 曲げは，一端を指でふさぎ，他端を口で空気をプッと吹き込みながら一気に曲げて行う.

→キャピラリー

ガラス電極　　　　　　　　　　　　　　(glass electrode)

　水素イオン（H^+）に敏感に応答し，共存する他のイオンにはほとんど応答しない電極（イオン選択性電極）の1つ. pH* の測定に用いられる. 電極内部は，緩衝溶液*（pH 7.0）で満たされている. 内部の H^+ 濃度と検液の H^+ 濃度が異なると，薄いガラス* 膜（0.1 mm）の間に電位差が現れるので，比較電極* との電位差をpH に換算する. 液温が異なると pH は変動するので注意する必要がある.

→ pH メーター

ガラスフィルター　　　　　　　　　　　　(filter glass)

　硬質ガラス* 粉末を半熔解したろ過* 層をもつろ過器. ロート* に融着させたものや種々の形がある. 加熱* でき，強アルカリを除く種々の薬剤に安定でくりかえし使用できる. 吸引ろ過* によく用

いる. 沈殿* を溶解する溶媒* がないと目詰まりして使えない欠点もある. ろ過器側面の記号 G の左手前の数値はろ過器の形状, 後ろの数値は細孔サイズを示す.

ガラスフィルターの細孔サイズ (μm)

ISO	P250	P160	P200	P40	P16
細孔サイズ	160~250	100~160	40~100	16~40	10~16
JIS	No.1	No.2	No.3	No.4	
細孔サイズ	100~200	40~50	20~30	5~10	

ガラス棒 (glass rod)

ビーカー* 内等の試料液の撹拌に用いる器具. 細かい沈殿* を掻き集めるときは, ゴム管を付けて (ポリスマン, policeman という) 使うことがある. カクテル等の飲物をかき混ぜる道具の場合はマドラー (cocktail stirrer) という.

カラム (column)

固定相* を細長い円筒管に充てんしたもの. クロマトグラフィー* で分離が行われる部分. きれいな分離には, 固定相である担体* はカラム管に均一に充填する必要がある.

カラムクロマトグラフィー (column chromatography)

円柱 (カラム*) 状の固定相* を用いたクロマトグラフィー*. 通常, 円柱状のカラム管に固定相 (充てん剤) を充てんして使う. カラム径を大きくすれば, 多量の試料を分離できその成分を分取できるもので, 試料の分離や精製に用いる. これに対し, 平板状のものを平面クロマトグラフィー (plane chromatography) という.

カラメル化 (caramelization)

糖を高温で加熱* したときにおこる褐変* 化の現象. 生成した褐変物をカラメル (caramel) といい, 食品の黄色~褐色の着色や香気があるので着香 (香り付け) に用いられる.

カリ(ウム)ミョウバン (potassium alum)

$KAl(SO_4)_2 \cdot 12H_2O$, 式量* 474.39. 24 水和物 (式量 948.78) もある. 無色透明の結晶, または白色の結晶性粉末. 水に易溶. 水溶液は弱酸性を示す. 単に, ミョウバンともいう. 化学名は硫酸カリウムアルミニウム. 無水物は焼きミョウバンという. アルミニウムイオン (Al^{3+}) がアントシアン* 色素を安定化させるので, 保色剤

として漬物等に利用される．そのほか膨張剤，医薬品としても用いられる．

カルボキシル基　　　　　　　　　　　　（**carboxyl group**）

-COOH からなる原子団で，酸の性質を示す官能基*．有機酸*，脂肪酸* やアミノ酸* に含まれる．中和滴定* による食品の酸度* 測定の対象となり，脂肪酸とアルコールの脱水縮合で生じる油脂* のエステル結合* やアミノ酸同士の脱水縮合で生じるペプチド結合* を担う．

カルボニル基　　　　　　　　　　　　　（**carbonyl group**）

有機化合物における官能基* の 1 つ．-C(=O)-（または >CO）で表し，これを含む化合物をカルボニル化合物という．2 個の炭化水素基（R）が結合している化合物をケトン*（R-C(=O)-R'），そのうち 1 個が水素である化合物をアルデヒド*（R-C(=O)-H）という．前者の化合物のカルボニル基をケト（ケトン）基，後者では，-C(=O)-H を 1 つの基としてアルデヒド基といい，一般に -CHO と表記する．赤外分光光度計* でその存在が知れる．糖質* の中でアルドース* はアルデヒド基をもつ．カルボニル化合物は油脂の酸化* でも生じ，匂い物質にも多くみられる．

カロテノイド　　　　　　　　　　　　　　　（**carotenoid**）

動植物に広く分布する黄色〜赤色の脂溶性色素．緑葉にはクロロフィル* とともに存在するほか，果実・花などに存在する．カロテン* 類（α-，β-，γ-カロテン等）とキサントフィル類（ルテイン，アスタキサンチン，β-クリプトキサンチン等）に分類される．光に不安定で，酸化* されて変色*，褐変* しやすい．α-，β-カロテン，β-クリプトキサンチンは体内でビタミンAの働きをするので，プロビタミン*A と呼ばれる．ニンジン，ホウレンソウ，コマツナ等はカロテンを多く含む．

カロテン　　　　　　　　　　　　　　　　　（**carotene**）

主に植物に存在する赤〜黄色を呈する炭化水素．天然にはα-，β-，γ-カロテン等約 180 種類ある．最も重要なのが β-カロテンで，体内でビタミン A*（V. A）効力を示すのでプロ V. A（provitamine A）とよばれる．β-カロテンの V. A 効力は，低い吸収率から，レチノール* 量に 1/12 のβ-カロテン当量を加えたレチノール活性当量で示されている．ニンジン等の緑黄色野菜に多く含まれる．

還元 _{かんげん}　　　　　　　　　　　　　　　　　　（reduction）

結合している酸素を除去したり，水素や電子が付加したりする反応．相手化合物はこのとき同時に酸化* される．　　　　　　　→還元剤

還元型ビタミン C _{かんげんがた}　（reduced type of vitamin C, L-ascorbic acid）

還元性のあるビタミン C*．エンジオール構造（enediol, -C(OH)=C(OH)-）が強い還元性を示し，インドフェノール* で定量* できる．酸化* されるとジケトン（diketone, -CO-CO-）となる．酸化防止剤，褐変* 防止剤としてよく使われる．

還元剤 _{かんげんざい}　　　　　　　　　　　　　　　（reducing agent）

相手の物質を還元* する能力の強い物質．自分自身は酸化* されやすい性質がある．たとえば，ビタミン C*（アスコルビン酸），チオ硫酸ナトリウム*，水素，アミドール* 等．

還元糖 _{かんげんとう}　　　　　　　　　　　　　　　（reducing sugar）

還元性を示す糖．フェーリング反応*，ベネディクト反応*，銀鏡反応* で陽性を示す．単糖類はすべて還元糖であるが，2 糖類* は還元糖と非還元糖* があり，多糖類* は還元性を示さない．非酵素的褐変反応* であるアミノ・カルボニル反応* をおこしやすい．

　　　　　　　　　　　　　　　　　　　　　　　　　　→非還元糖

寒剤 _{かんざい}　　　　　　　　　　　　　　　　　　（freezing mixture）

化学実験等で用いられる冷却剤．従来，氷と塩化ナトリウム* の混合物（-21℃）や固体二酸化炭素（ドライアイス）とエタノール* の混合物（-72℃）等，2 種類以上の物質を混合して得られる冷却剤を指したが，現在は，極低温の液体（液化）窒素*（-196℃）や液体ヘリウム（-269℃）等，沸点* の低い液体も寒剤に含まれる．低温実験や試料等の急速凍結* を行うときに用いる．

乾式加熱 _{かんしきかねつ}　　　　　　　　　　　　（dry heating, dry cooking）

加熱様式の 1 つで水を使わない加熱方式．　　　　　→湿式加熱

乾式灰化 _{かんしきはいか}　　　　　　　　　　　　　　　（dry ashing）

一般に 400~600℃ の範囲の一定温度の電気炉で有機物を加熱* して酸化分解する灰化* 方法．この灰の試料に対する重量パーセントが食品中の灰分*．この灰を酸に溶解すれば無機元素の定性* 確認や定量* ができる．高温で揮散するおそれのある水銀，ヒ素，セ

レン，ゲルマニウム等の測定の場合は低温灰化する必要がある.

→湿式灰化，プラズマ低温灰化，灰分

干渉 (interference)

2つ以上のものが互いに強めまたは弱めあう現象. たとえば，2つの光が重なるとき個々の光の波の位相（phase, 光の波の周期）の差によって，光の強度が互いに強めあったり弱めあったりすること. 原子蒸気にその元素特有の波長の光をあてると，その光は基底状態にある原子によって吸収されるので，他の元素の干渉をなくしてその光の吸収を検知することで，その原子の定量* 分析ができる. →原子吸光法

緩衝溶液 (buffer solution)

少量の酸や塩基を加えても水で希釈しても pH* がほとんど変わらない溶液. この作用を緩衝作用（buffer action）という. 弱酸* とその塩，または弱塩基* とその塩の混合溶液で成り立つ. たとえば，酢酸* と酢酸ナトリウム溶液を混合して酢酸緩衝溶液を調製* する. 緩衝溶液は，酵素* 反応のように一定 pH に保つ必要がある場合のように，種々の実験に用いられる. タンパク質* やアミノ酸* は両性電解質* なので若干緩衝作用を示す.

かん水 (salt water, brine)

中華麺等の製造に使われるアルカリ塩溶液. 主に炭酸ナトリウム* と炭酸カリウムの混合物で，リン酸塩が混合されている場合もある. かん水は弱アルカリ性でコムギ粉に加えて混捏するとグルテンに作用して特有の粘弾性，滑らかさ，香りを与える. またフラボノイド* 系色素を黄色に発色させる.

換水値 (conversion value to water)

砂糖やバターなどの副材料が示すドウ* を軟化* させる性質を水の軟化性と比較した数値. たとえば，牛乳 90，卵 80，バター 70，ショ糖*（砂糖）30~60（30℃）.

乾燥系レンズ (dry objective)

顕微鏡* の対物レンズ* とプレパラート* の間が空気で通常の観察に用いるレンズ. 通常 4~40 倍のレンズ. 液浸系レンズ* としては使えない.

乾燥剤　かんそうざい　(desicating agent)

　水分* を吸収，収着* する能力の高い物質で，吸湿を防ぐために用いられる物質．シリカゲル*，塩化カルシウム，濃硫酸，5 酸化リン等種々ある．　　　　　　　　　　　　　→デシケーター

寒天　かんてん　(agar)

　テングサ，オゴノリなどの紅藻類の細胞間粘質多糖類．アガロース（70%）とアガロペクチン（30%）からなる．硫酸* 酸性にして煮熱抽出後冷却してところてんとし，これを冬の寒さを利用して凍結・乾燥させて細寒天，角寒天のような天然寒天ができる．機械的に脱水*・乾燥して作られた粉末状，フレーク状などの寒天は，工業寒天と呼ばれる．低分子化したものもある．0.5% でも硬く脆いゲル* を作り，ゲル化剤として食品に使用されるほか，微生物* の培地，電気泳動* の担体*，医薬品，化粧品等の幅広い分野で利用されている．代表的食物繊維*．

乾熱滅菌　かんねつめっきん　(dry air sterilization)

　ガラス器具等を乾燥状態で加熱* する滅菌* 法の 1 つ．微生物* の芽胞は，耐熱性が高いので，160℃ で 90 分，180℃ で 50 分程度加熱する．フラスコ等の場合，青梅綿で綿栓* したものは，乾熱滅菌で綿栓の形状が安定化する．耐熱容器中の乾熱滅菌した器具は，乾燥状態にあって再汚染を受けにくく，開閉しない限り長時間の無菌性が維持される．

官能基　かんのうき　(functional group)

　特定の性質をもった原子団．たとえば，水酸基（-OH）はアルコール，カルボキシル基*（-COOH）は酸の性質がある．定性* 分析や赤外分光分析* で官能基が特定できる．　　　→赤外分光分析

官能評価　かんのうひょうか　(sensory evalution)

　食品の色，味，香りおよび物性をヒトの感覚で評価すること，また，ヒトの味覚特性や嗜好* 傾向を測定する方法．評価法は嗜好型官能評価* と分析型官能評価* に大別され，1：2 点比較法*，2 点比較法*（2 点識別試験法，2 点嗜好試験法），3 点比較法*（3 点識別試験法，3 点嗜好試験法），順位法*，評価法*，採点法*，尺度法*，セマンティックディファレンシャル法*（SD 法）*，一対比較法，配偶法等種々ある．評価基準や表現を定めた官能評価票を作成して個人差をなくし，評価する環境も整備する．評価結果は統計

検定する．評価を行う人の集団をパネル*，その構成員をパネリスト*，パネルメンバーという．

緩慢凍結 （slow freezing）

最大氷結晶生成帯*（-1~-5℃）を 30 分以上かかって通過する凍結方法．食品を家庭用冷凍庫で冷凍する場合は緩慢凍結となる．急速凍結と比べて組織の損傷が大きい．　　　　　→最大氷結晶生成帯

甘味度 （degree of sweetness）

甘味の強さを表す尺度．ショ糖*の基準値を 1 としたとき，果糖*は 1.0~1.5，異性化糖は 0.9~1.2，転化糖*は 0.9~1.2，ブドウ糖*・マルチトール・キシロース・ソルビトールは 0.6~0.8，フラクトオリゴ糖は 0.5~0.6，乳糖*は 0.15，アスパルテームは約 200，ステビオサイドは 200~300，アセスルファム K は約 200，スクラロースは約 600 の値を示す．甘味度は試験する試料濃度や温度で変わるので注意する必要がある．

含硫アミノ酸 （sulfur-containing amino acid）

イオウを含むアミノ酸*．システイン，シスチン，メチオニンの 3 種．システイン（cysteine）はアミノ酸残基*に -SH 基を持ち，酸化*されて 2 分子結合（S-S 結合，disulfide bond）するとシスチン（cystine）が生成する．分子内，分子間で生成する S-S 結合は，グルテン*生地の粘弾性*に寄与し，タンパク質*の安定性や反応性に関与する．メチオニンは必須アミノ酸．

感量 （reciprocal sensibility）

天秤のふれがおこり精確に測ることができる最小の質量*．

危険率 （level of significance）

統計的処理に基づく結論と事実が食い違う可能性の程度．測定値，分析値や官能評価*等の結果のばらつきがある場合に，結果に有意差*があると統計学的に判断しても，偶然そうなった可能性もある確率をいう．

記号効果 （code bias）

官能評価*において試料の嗜好*的性質に関係なく，その試料に付けた記号・数字・文字等のコードがパネリスト*の好みや先入観に作用して評価結果に影響を及ぼす現象．たとえば 1 は 2 よりも

良質と判断しやすい．これを防ぐ方法の1つとしてランダムな2桁あるいは3桁の数字コードとして使用するとよい．

キサントプロテイン反応 （xanthoprotein reaction）

タンパク質* の呈色反応* の1つ．タンパク質溶液に濃硝酸を加えて数分間加熱* すると黄色になり，冷却後アンモニア* 水でアルカリ性にすると橙黄色となる反応．ベンゼン環がニトロ化されることによる反応で，チロシン*，トリプトファン* 等の芳香族アミノ酸* を含むタンパク質は呈色する．これらのアミノ酸をほとんど含まないゼラチン* は発色しない．皮膚に着くとこの反応がおこり黄染される．

基質特異性 （substrate specificity）

酵素* が作用する物質（基質，substrate）の選択性の厳密さ．ただ1つの基質のみにしか作用しない特異性の高いものから，官能基* が同じであれば基質分子の他の部分が異なっても，同一酵素によって作用を受けることができる幅のある特異性をもったものまであるので，酵素反応は，酵素と基質の組み合わせを適切に選択する必要がある．

キシロール （xylol）

$C_6H_4(CH_3)_2$，分子量* 106.17．有機溶媒* の1つ．ジメチルベンゼン，キシレン（xylene）ともいう．メチル基の位置により，3種の異性体* が存在する．顕微鏡* 観察の永久標本* を作成するとき，アルコールで脱水* の終わった切片* をキシロールで置換* してからパラフィン* 包埋* する．

キセロゲル （xerogel）

ゲル* を乾燥・脱水* して水を除いた乾燥ゲル．水に浸漬* すると網目構造中に再び吸水・膨潤* し，元のゲルの状態に戻る．ゼラチン* は 100~200 倍の水を吸収する．あらかじめ膨潤させると溶解しやすい． →ゲル

キチン （chitin）

甲殻類，昆虫，植物に存在する N-アセチルグルコサミンからなる不溶性の多糖．脱アセチル化したものがキトサン（chitosan）で，酸性にすると溶け，抗菌性をもっている．

規定（度）　　　　　　　　　　　　　　　　　（**normality**）

　濃度表示法の1つ．溶液1L中に溶けている溶質のグラム当量*数．容量分析*でよく用いる濃度表示．1規定は1Nのように Nで表記する．塩酸のように規定度とモル濃度が一致するものと，硫酸*やシュウ酸*のように規定度が，モル濃度の2倍になるように，規定度と一致しないものもあるので注意が必要である．

基底状態　　　　　　　　　　　　　　　　　　（**ground state**）

　1つの量子力学系の定常状態（系のエネルギーが一定に保たれている状態）のうち，最もエネルギーの低い状態．nomal state ともいう．これよりエネルギーの高い状態を励起状態（excited state）といい，種々の反応を引きおこしてもとの基底状態にもどる．

キノコ*　　　　　　　　　　　　　　　　（**fungi mashrooms**）

　真菌*の作る大型の造胞体またはその真菌の総称．シイタケ，マツタケ，エノキダケ等の軸とカサをもつ，いわゆるキノコ型のキノコをつくるものは，担子菌（basidiomycetes）に属する．

起泡性　　　　　　　　　　　　（**foamability, forming property**）

　泡立ちやすい性質（起泡性，foamability）と泡立ち安定性（泡沫安定性，foam stability）を示す性質．簡単には，試料液を入れたガラス*管に一定の高さから試料液を落下させ，そのとき生じた泡の高さで起泡性を，一定時間後の泡の高さで泡沫安定性が評価できる．界面活性剤やタンパク質*があると水の表面張力が低下して起泡しやすくなり，破泡しにくくして泡沫安定性が増す．たとえば，卵白*タンパク質は気液界面に配向して起泡しやすくさせ，膜面で変性*して泡沫安定性を高める．新鮮な卵白*は濃厚卵白が多く起泡しにくいが泡沫安定性は高い．湯煎すると卵白タンパク質が変性しやすくなり，また，pH*を等電点*付近に調整*すると分子凝集性*が高まり起泡性が増す．ショ糖*を加えると変性が抑えられやすくなり起泡性は低下するが泡沫安定性は増す．油脂*があると卵白タンパク質が気液界面に配向しにくくなり起泡性が低下する．動物性生クリームは植物性に比べて起泡性は大きいが安定性は低いため，氷水を使い静かに撹拌する．　　　　　　　　　→卵白

キャピラリ（チューブ）　　　　　　　　　　（**capillary（tube）**）

　毛細管のこと．ガラス*管をガスバーナー*で強熱して十分軟化*させ，引伸してキャピラリを作る．融点*測定管，沸騰石*，ヘマ

トリック管（血中成分検査用試料管）等として種々用いられる．引伸し速度の加減で内径が調節できる．途中で切れない限りどんなに細くなっても中空である．

キャリヤーガス　　　　　　　　　　　　　　　　（carrier gas）

ガスクロマトグラフィー* の移動相* の気体．気化した試料は一定流速で流れ，キャリヤーガス中を移動する間に個々の成分に分離される．窒素ガス，ヘリウムガス，アルゴンガス等の不活性ガスがよく用いられる．

吸引ろ過　　　　　　　　　　　　　　　　（suction filtration）

アスピレーター* 等で減圧してろ過* する操作．減圧ろ過ともいう．これによってろ過速度を高めることができる．ろ過びんやろ過鐘に厚手のろ紙を引いたブフナーロートやガラスフィルター* をセットしてろ過する．ろ過器内が陰圧となってアスピレーターの水が逆流することがあるので，アスピレーターとの間に逆流止めを置き，まずこのコックを開いて減圧を破ってから水を止めるとよい．

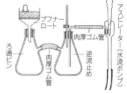

吸引ろ過装置

吸光係数　　　　　　　　　　　　　　　　（extinction coefficient）

ランバート・ベールの法則* における濃度の項の比例定数．特に，濃度が1モル濃度（1 mol/L）で，溶液層の長さが1 cmのときの吸光度* をモル吸光係数（molar extinction coefficient）とよび ε で表す．吸光係数が既知の場合には，吸光度からその物質の濃度を計算で求めることができる．　　　　　　　　　　　　→分光光度計

吸光度　　　　　　　　　　　　　　　　　　　　（absorbance）

溶液の光の吸収度合い．入射光の強度を I_0，透過光の強度を I としたとき $\log (I_0/I)$ で表わされる．I/I_0（%）は透過率という．
　　　　　　　　→比色分析，ランバート・ベールの法則，検量線

吸湿曲線　　　　　　　　　　　　　　　　（moisture sorption curve）

食品の平衡水分と外気の相対湿度との関係を描いた曲線．通常は一定温度における吸湿曲線（吸湿等温線，moisture sorption isotherm）が用いられ，多くの食品は逆S字（シグモイド）型を

示し，放出曲線* と一致しない場合が多い．乾燥食品はその水分活性* よりも高い湿度の外気中で吸湿する．. 収着* 水分量の低い領域の吸湿曲線から単分子吸着量を求めることができる．　　　　　　　　　　→収着

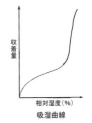

吸湿曲線

吸収 <small>きゅうしゅう</small>　　　　　　　　　　　　　　（absorption）

　気体，液体分子が物質内部に浸透する現象．

吸収スペクトル <small>きゅうしゅう</small>　　　　　　（absorption spectrum）

　個々の波長の入射光（単色光）が試料液に吸収される度合（吸光度*）を波長に対して表したもの．分光光度計* を用いて測定する．吸収スペクトルはその物質に特有なものなので，未知成分と既知成分の吸収スペクトルを照合して未知成分の同定* に，また，吸収スペクトルの極大吸収波長を用いて比色分析* してその成分の濃度測定することに利用される．

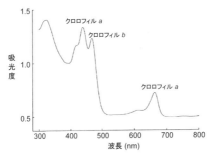

ホウレンソウのメタノール抽出液の吸収スペクトル

吸水率 <small>きゅうすいりつ</small>　　　　　　　　　　（absorbed water）

　固体が吸収した水の割合．溶液中に浸漬* した場合，一般的に温度，時間，溶質の種類と濃度によって吸水速度が異なるが，浸漬中に成分が溶出することも考えて評価する必要がある．たとえばコメでは，品種，搗精（精白）度，コメの保存度合いや水分，破砕等の損傷程度，浸漬する水の温度と時間，調味料等を含む水質の違いによって吸水速度や吸水率が変動する．

急速凍結 (quick freezing)

最大氷結晶生成帯*（-1~-5℃）をできるだけ短時間で通過させる凍結方法．急速凍結すると食品中の氷晶が大きくならず組織の損傷が少ない．冷媒*には-40~-50℃の冷気，エタノール*等の不凍液，-196℃の液体窒素*がよく用いられる．　　　　　→最大氷結晶生成帯

吸着 (adsorption)

気体，液体分子が物質表面にのみ結合する現象．　　　　　→収着

吸着クロマトグラフィー (adsorption chromatography)

物質の担体*に対する吸着*の強弱によって物質を分離するクロマトグラフィー*．たとえば，ケイ酸*カラムで脂質*の分画*や分析が行われる．

強塩基 (strong base)

水酸化ナトリウム*のように水に溶けて完全解離（NaOH→Na$^+$＋OH$^-$）する塩基．　　　　　→弱塩基

鏡検 (microscopic study)

顕微鏡*で観察すること．低倍の対物レンズ*を光路に入れ，いったんステージを上げた後，粗動調節つまみを回して徐々にステージを下げながら焦点を合わせるとプレパラート*にぶつけない．絞り*で明るさと焦点深度を適宜調整*する．接眼レンズ*を回すと視野の中で一緒に回る像は接眼レンズのゴミなので，別の視野を出してさらに微動調節つまみを調節して目的物に焦点を合わせるようにする．拡大観察したい場合は，レボルバー*を回して高倍率の対物レンズに切替え，微動調節つまみで焦点を合わせる．焦点が合う対物レンズとプレパラートとの距離（作業距離，working distance）は，対物レンズの倍率（×）が4×，10×，40×，100×のとき，それぞれ27.8, 8.0, 0.6, 0.13 mmである．

凝固 (solidification, coagulation)

液体が固体になること（solidification）．また，溶液中の溶質が集合して大きな粒子をつくり，ついには溶けきれず固まること（coagulation）．食品タンパク質*の多くは等電点*が酸性なために食酢等で酸性にすると凝固しやすくなる．また，加熱*によって固まりやすくなるが，ゼラチン*は熱凝固*しない．　　　　　→熱凝固

強酸 　　　　　　　　　　　　　　　　　　　　（strong acid）
　塩化水素のように水に溶け（塩酸*）て完全解離（$HCl \rightarrow H^+ + Cl^-$）する酸. 　　　　　　　　　　　　　　　　　　　　→弱酸

凝集性 　　　　　　　　　　　　　　　　　　　　（cohesiveness）
　物質が多数集まって会合体を作ろうとする性質. 食品のテクスチャー* を表わすときもよく用いる. 食品を形づくっている内部結合力をいう. 　　　　　　　　　　　　　→テクスチュロメーター*

共焦点レーザー顕微鏡　　（confocal laser scanning microscope）
　光源に用いたレーザーを対物レンズ* で鏡検* する標本に焦点を結ばせ, そこから発する光のうち焦点位置の光のみを検出器で電気信号に変換し, コンピューターで像を得る顕微鏡*. ビームやステージを走査して, 鮮明な3次元の像が得られる. 試料は切片* にする必要はなく, そのままの状態で観察できる.

共有結合 　　　　　　　　　　　　　　　　　　　（covalent bond）
　2つの原子が電子を出し合って共有電子対をつくってできる原子間の化学結合. 配位結合* も共有結合の1種. 1つの共有結合で原子間が結ばれている結合を単結合または飽和結合（single bond, saturated bond）といい, 2つ, 3つで結ばれていれば2重結合（double bond）, 3重結合（triple bond）, また総じて不飽和結合（unsaturated bond）という. 電気陰性度の異なる原子が結合すると, 電気的偏りを生じて分子内や分子間に水素結合* のような静電的相互作用を生む. 油脂* の自動酸化* の初発反応に見られるように, 共有電子対が1つずつ分配されて共有結合が解離（ホモリシス, homolysis）するとラジカル* を生成する. 　　　　→水素結合

極性 　　　　　　　　　　　　　　　　　　　　　（polarity）
　原子間での電荷の分布の偏り. 原子が共有電子対を引き寄せる力を電気陰性度という. たとえば, 水分子（H_2O）の水素Hと酸素Oを比べると, 酸素の方が電気陰性度が高いため, 電子が酸素の方に引き寄せられる. そのため, 水素は電子が若干離れるため少しだけプラスがかり（$H^{\delta+}$ と表記）, 反対に酸素は電子が近づくために少しだけマイナスがかる（$O^{\delta-}$ と表記）, このような極性の違いによって分子内に電気的な偏り（分極という）ができると, 水素を仲立ちとして分子間に水素結合* と呼ばれる静電的な結合を生じる. 物質の極性の違いにより分離する分析手法として, 薄層クロマトグ

ラフィー*，順相クロマトグラフィー，逆相クロマトグラフィー等
がある．

魚油　　　　　　　　　　　　　　　　　　　　　（fish oil）

　魚由来の油脂．低融点* で多価不飽和脂肪酸* を豊富に含む．魚
油含量は季節変動が大きく，調理や加工の方法（焼く，煮る，蒸す
等）もそれに合わせて選択される．　　　　　　　→多価不飽和脂肪酸

ギリシャ数字，ギリシャ文字　　（Greek numerals, Greek letter）

　巻末に記載．

キレート滴定　　　　　　　　　　（chelatometric titration）

　キレート試薬（chelating reagent）を用いた滴定* 法．代表的な
キレート試薬に EDTA*（エチレンジアミン四酢酸）の 2 ナトリウ
ム塩がある．滴定の終点は，金属指示薬を利用する方法と電気伝導
度の変化を測定する方法がある．Ca^{2+} や Fe^{3+} の定量*，水の硬度*
の測定* によく用いられる．試料水中に Na_2S を加えると Fe^{2+} や
Cu^{2+} の妨害が防げる．　　　　　　　　　　　　　　→ EDTA

銀鏡反応　　　　　　　　　　　　（silver mirror reaction）

　還元* 性物質と銀錯イオン試薬（トレンス試薬*）との金属銀析
出反応．還元糖* は$[Ag(NH_4)_2]^+$を還元し，試験管* などの内壁
に金属銀が析出して美しい銀鏡を作る．フェーリング反応*，ベネ
ディクト反応* と同様カルボニル基の還元性によっておこる．銀鏡
反応に使った溶液は爆発性があるので，反応後速やかに捨てる．

筋原線維タンパク質　　　　　　　（myofibrillar protein）

　筋原線維を構成しているタンパク質の* 総称．アクチン，ミオシ
ン，トロポミオシン，トロポニン，α-アクチニン等がある．筋漿タ
ンパク質* とともに筋線維（muscle fiber, 筋肉の細長い円筒形の
細胞）を構成する．繊維状であり，タラのような白身魚は筋原線維
タンパク質が多くそぼろをつくりやすい．

菌糸　　　　　　　　　　　　　　　　　　　　（hypha）

　真菌* や放線菌でみられる，多数の核をもつ糸状の菌体．核と核
の間に隔壁が有る場合と無い場合がある．隔壁は細胞壁と異なり，
隔壁孔を有している．隔壁ではなく，全面を細胞壁で覆われ，独立
した細胞が結合し一見菌糸状に見えるものは菌糸ではなく，偽菌糸

と呼ばれる.　　　　　　　　　　　　　　　　　　　　　　→胞子

筋漿タンパク質（筋形質タンパク質）　（sarcoplasmic protein）

筋肉中の水溶性タンパク質の総称*. 筋形質タンパク質ともいう.
解糖系の酵素*群とミオグロビン*等の細胞液に溶けるタンパク質*
で, 畜肉では全筋肉タンパク質の約30%を占める. 魚肉は畜肉よ
り筋漿タンパク質が多いものが多い. 赤身魚は白身魚より筋漿タン
パク質が多く「節」になりやすい.　　　　　　　　　　　→削り節

近赤外線　　　　　　　　　　　　　　　（near infrared rays）

波長 0.78~2.5 μm の赤外線*. 特定な波長の近赤外線が吸収され
ることを測定して果実の糖度センサーや食品成分分析, がんの診断
のほか赤外線通信やリモコン, 赤外線カメラ等に利用される.

→赤外線

筋節　　　　　　　　　　　　　　　　　　　　（myotome）

骨格筋の細胞群. 魚体の両側にある側筋（lateral muscle）は脊
椎骨に付着している. わん曲して, 体軸に並列して一定の間隔で分
節されていて, 筋節と筋節の間は, 薄い腱状の隔膜で接合されてい
るので, 加熱するとゼラチン*質になり, 筋節がはがれやすくなる.
削り節*では, 筋節の間隔や直線性, 鮮明さで魚種が判定できる.

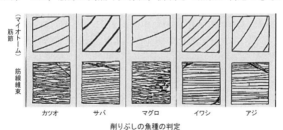

削りぶしの魚種の判定

クエン酸　　　　　　　　　　　　　　　　　（citric acid）

$CH_2COOH \cdot COHCOOH \cdot CH_2COOH$, 分子量* 192.13. 1 グラム
当量は 64.04 g. レモン等の柑橘類や梅干の酸味の主成分である有
機酸*. 金属イオンのマスキング*剤としても使われる.

クックチルシステム　　　　　　　　　　（cook-chill system）

食品を調理後急速冷却して 0~3℃ のチルド状態で保存し, 提供

時に再加熱を行う，大量調理の新しい調理システム．外食産業，病院食などにも利用されている．加熱後の冷却方法はブラストチラー方式（強制冷風）で行うことが多いが，タンブルチラー方式（0~1℃の冷水で冷却）を用いる場合もある．保存期間は厚生労働省の衛生基準や英国保健省のガイドラインに基づき，調理日と提供日を含め前者では最大5日間，後者では最大45日間とされている．

屈折率 (refractive index)

光が1つの媒質* から他の媒質に進入するときにその方向を変える割合．油脂* の物理的性質の1つ．油脂の鑑定や品質の判定に重要で，一般の油脂の屈折率は1.45~1.48程度，落花生油やオリーブ油は0.91~0.93程度である．屈折率の違いにより溶液の溶質濃度（たとえば糖濃度）が測定できる． →糖度計

グラム染色 (gram stain)

細菌の分類，同定* を目的に行われる，クリスタルバイオレットを用いた染色．この方法で濃紫色に染まるものをグラム陽性菌，淡紅色にしか染まらないものをグラム陰性菌という．両者は細胞壁の構造が異なり，抗生物質への感受性や，タンパク質* の分泌能力に差が見られる．

グラム当量 (gram equivalent)

化学当量に等しい化合物のグラム数．たとえば，酢酸* の1グラム当量は，酸としての当量なので水素イオンとなりうる水素を1.008 g含む酢酸の量となり，約60.05 gとなる．

グラム分子 (gram molecule)

その物質の分子量* または式量* に等しいグラム数．1モルに相当する．たとえば，硫酸* および水酸化ナトリウム* の1グラム分子（1モル）は，それぞれ98.08 g，および40.00 gである． →当量

クリアランス (clearance)

プランジャー* が最下点に達したときのサンプルケースや試料台からのプランジャーまでの距離． →レオメーター

グリコアルカロイド (glycoalcaloid)

糖と結合しているアルカロイド（植物塩基）（配糖体）．ジャガイ

モではソラニンやチャコニン等のアルカロイド配糖体が発芽部や表皮の緑色部に蓄積し，多量に食べた場合，嘔吐(おうと)，下痢，腹痛，意識障害，めまい，呼吸困難等の中毒症状が現れる．そのため，ジャガイモは光を遮って保存し発芽部をよく切除する．クラーク試薬（0.9% パラホルムアルデヒドを含む 85% リン酸溶液）でジャガイモ薄片を染色* すると，局在部分の肉眼観察が可能とされる．

グリコシド (glycoside)

糖が環状構造をとるときに生ずるヒドロキシル基（水酸基，-OH）に，他のアルコールあるいはフェノール* 性化合物の水酸基との間で脱水縮合して生成した化合物．配糖体ともいう．糖ではない部分をアグリコンという．単糖が 2 分子以上結合したものも含まれる．

グリコシド結合(けつごう) (glycoside linkage)

糖がその還元* 基を介して結合する結合．生成した化合物をグリコシド* という．　　　　　　　　　　　　→グルコシド結合

グリセロール（グリセリン） (glycerol, glycerin)

$CH_2OH \cdot CHOH \cdot CH_2OH$，分子量* 92.10．分子内に 3 つの水酸基を持つ 3 価のアルコール．甘味と粘稠性がある．脂肪酸* とエステル結合* して中性脂肪* や他の脂質* を作る．種々の食品や保水剤として化粧品等に用いられる．過熱* されると刺激臭のあるアクロレイン* を生じる．硫酸水素カリウムと加熱し，発生するアクロレインで硝酸銀* 含有ろ紙を曝し，チオ硫酸ナトリウム* で脱色すると黒変が残るので簡易検出できる．　　　　　　　　→粘稠性

クリープ測定(そくてい) (creep test)

一定の荷重を加え続けたときの経時的* 変形を測定すること．食品の粘弾性* の評価によく用いられる．たとえば，一定の力（応力）引延ばし引張り続けたときの伸びの様子をクリープメーター* で測定し，得られた応力-歪曲線をマックスウエル模型やフォークト模型を組合わせた多要素の力学模型* を用いて解析する．　　　　　　　　　　→力学模型

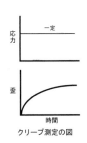

クリープ測定の図

クリープメーター　　　　　　　　（creep meter）

クリープ測定*する物性測定装置．破断強度*，引っ張り測定および応力緩和等の測定もできる静的粘弾性測定装置となっている．

クリーミング性　　　　　　　　（creaming quality）

バター，マーガリン，ショートニング等の固体脂が撹拌したときに空気を抱き込む性質．空気を抱き込むと白っぽくなめらかになり容積が増す．クリーミング性を利用するバターケーキは，バターに取り込まれた細かい多量の気泡が，加熱*により発生した水蒸気や膨化剤で発生した炭酸ガス*により膨張して，生地が膨化する菓子．油脂* 100 g が抱き込む空気の mL 数をクリーミング価という．

グルコアミラーゼ　　　　　　　　（glucoamylase）

酵素番号，EC 3.2.1.3．デンプン*の非還元末端から α-1,4 グルコシド結合をブドウ糖*（グルコース）単位に加水分解し，分岐点の α-1,6 結合も加水分解する酵素*．したがって，デンプン*をほとんどブドウ糖に分解することができる．ただし，ブドウ糖濃度が高くなると逆反応がおこり，ブドウ糖が縮合して麦芽糖*（マルトース），イソマルトース等を生成するのでオリゴ糖*の調製*にも利用できる．

グルコシド結合　　　　　　　　（glucoside linkage）

ブドウ糖*（グルコース）が還元基（グリコシド性ヒドロキシル基，-OH）を介して他の糖や化合物と脱水縮合する結合．これにより生成した化合物をグルコシドという．

グルコース　　　　　　　　（glucose）

ブドウ糖*のこと．

グルタミン酸　　　　　　　　（glutamic acid）

酸性アミノ酸で，非必須アミノ酸の1つ．Glu または E と略記される．HOOC(CH$_2$)$_2$CH(NH$_2$)COOH，分子量 147.13．タンパク質*構成アミノ酸*として広く動植物中に分布する．コムギの主要タンパク質であるグルテン*の加水分解*物から発見されたことからその名がついた．D 型，L 型と2種の異性体があるが，他のアミノ酸と同様に自然界では L 型が優位である．L-グルタミン酸の1ナトリウム塩（グルタミン酸ナトリウム，グル曹，monosodium glutamate, MSG）は旨味をもち，コンブのだし汁の旨味成分．核

酸系の旨味成分であるイノシン酸やグアニル酸と相乗効果* を示す. 2ナトリウム塩やD型には旨味はない. またL-グルタミン酸は, 生体内において神経伝達物質の1つとしても機能している.

グルテン　　　　　　　　　　　　　　　　　　　　　　(gluten)

コムギの主要タンパク質で, 小麦粉を水と十分こねてドウ*(生地)にし, デンプン* を水で洗い流して残る弾力性のある塊. 湿麩* として調製* される. グルテニン(glutenin)とグリアジン(gliadin)の混合物. グルテニンは数本のペプチド鎖がS-S結合して重合し弾力に富むが伸びにくく, 薄い酸や塩基に溶解する. グリアジンは1本のペプチド鎖からなり, 粘着力が強く伸びやすく70%程度のエタノール* に溶解し, パンの物性改良剤としても使われる. 含硫アミノ酸* を多く含むので, イオウの検出* では陽性となる. 強力粉は, 薄力粉に比べてグルテン量が多く, 高い粘弾性* を示す. コムギアレルギーの原因となる.　　　　　　→湿麩

クレンザー　　　　　　　　　　　　　　　　　　　　(clesnser)

ケイ石(主成分石英)の微粉末を主剤とする洗浄* 剤. 合成洗剤を配合して汚れ除去の効率をよくしている. ケイ石はかなり硬いので, 陶磁器やホウロウ引きの器具の汚れ落としに使われる. ガラス* 器具の外壁の洗浄に用いることがあるが, キズがつきやすいので内壁の洗浄に用いてはいけない.

グロブリン　　　　　　　　　　　　　　　　　　　　(globulin)

タンパク質* の分類名. 塩可溶性タンパク質で, 半飽和の硫酸アンモニウム* で塩析* される. アルブミン* は半飽和以上の濃度でないと塩析されない.

クロマトグラフィー　　　　　　　　　　　　(chromatography)

複数の物質を個々の物質に分離する分析方法. 分離の原理や使用する手段(分離機構*)より, 吸着クロマトグラフィー*, 分配クロマトグラフィー*, サイズ排除クロマトグラフィー*, イオン交換クロマトグラフィー*, イムノクロマトグラフィー* 等多くの方法がある.

クロマトグラム　　　　　　　　　　　　　　(chromatogram)

クロマトグラフィー* で分離された状態を示す図. 分離されたピークの位置や大きさから物質の同定*, 均一性, 反応性の状況,

これらの量および分子サイズ，組成割合等についての情報が得られる．

クロロゲン酸　　　　　　　　　　　　（chlorogenic acid）

コーヒー酸とキナ酸の縮合物．コーヒー豆，タバコ葉，サツマイモ，茶葉など植物中に広く分布する．抗酸化作用がある．酵素的褐変* の原因になる．

クロロフィル　　　　　　　　　　　　　（chlorophyll）

緑色植物の緑色の色素．葉緑素ともいい脂溶性である．クロロフィルa, b, c が知られている．ふつうはクロロフィルa および b が約3：1で存在する．クロロフィルa は青緑色，b は黄緑色を呈する．薄層クロマトグラフィー* で簡単に分離できる．ポルフィリン環の中心に Mg^{2+} が配位している．酸によってフェオフィチン（pheophytin，灰褐色）に，アルカリによってクロロフィリン（chlorophyllin，水溶性，鮮青緑色）に変化する．Cu^{2+} を作用させると熱安定性のよい銅クロロフィル（copper chlorophyll）となる．

クロロホルム　　　　　　　　　　　　　（chloroform）

$CHCl_3$，分子量* 119.38．有機溶媒* の1種．特有のエーテル* 臭を有する無色透明の液体で，融点* -63.5℃，沸点* 61.2℃，水に対する溶解度* は1 g/100 g（15℃）である．エタノール*，エチルエーテル*，ベンゼンなどに可溶で，油溶性物質などの抽出* 溶媒として用いられる．麻酔性が高い．冷暗所で保管する．下水に流してはいけない．

蛍光　　　　　　　　　　　　　　　　　（fluorescence）

照射した光を吸収して再び可視光線* を放射（発光）する現象（ルミネッセンス，luminescence）のうち，照射をやめるとただちに発光が消える場合の光．発光が長く続く場合はリン光（phosphorescence）という．チアミン（ビタミン B_1*）やリボフラビン（ビタミン B_2*）は，アルカリ下での酸化や光分解* すると蛍光を発する物質（蛍光物質）となるので，微量な分析ができる．

蛍光顕微鏡　　　　　　　　　　（fluorescence microscope）

特定波長の光を照射し，試料中の蛍光* 物質から発する1次蛍光（自己蛍光）や，染色* した蛍光色素の発する2次蛍光を観察する顕微鏡*．蛍光色素で染色した標本に色素に合致した波長の光を照

射すると，それより長波長の蛍光を発することを利用して標的物質が局在している部位が観察できる．自己蛍光では植物組織の葉緑体や肝臓のビタミンA貯蔵細胞等が観察できる．

蛍光光度計 (fluorescence photometer)

光源，分光*装置，セル*，受光器からなる，蛍光*の波長と強さを測定する装置．試料溶液に紫外線*を当てて励起し，生ずる蛍光を光電管で検出*して測定する．たとえば，ビタミンB_1*（チアミン）は酸化分解してチオクローム*とし，ビタミンB_2*（リボフラビン）は光分解*してルミフラビン*とし，その蛍光により検出，定量*することができる．また，調べたい物質に蛍光物質を結合（蛍光標識）させて多くの微量測定に利用され，また，タンパク質*ではタンパク質分子中のトリプトファン*残基*の蛍光の変化により局所立体構造が解析できる．

経時的 (at progressive time)

「時間を追って」の意．反応のようすは時間の経過とともに変化するので，時間を追って内容物を観察し，測定や分析を行って反応の進行を検討することが多い．

傾斜ろ過 (decantation filtration)

容器の底を斜めに静置して残渣をあらかじめ沈殿*させ，上清部分からろ過*する方法．目づまりを避けてろ過*することができる．
→ろ過

削り節 (flakes of dried bonito)

カツオ，ソウダガツオ，マグロ，サバ，イワシ，サンマ等を，節状に加工したもの．あるいは煮干し状態のものを削り機にかけて薄片状にしたもの．「花かつを」ともいわれる．煮干しの場合は頭，内臓を除き，水洗，蒸煮後乾燥して水分を調整し，削り機にかける．「かつお削り節」，「さんま削り節」，「混合削り節」の3種類に分類される．削り節の筋節*の状態で魚種が判定できる．　→筋節

K値 (K value)

魚肉のATP*からヒポキサンチンに至る分解物の総量中のイノシンとヒポキサンチン量の占める割合．魚介類の腐敗前までの活きの良さの指標．K値が低いほど魚肉の鮮度が良い．　→鮮度判定（法）

結合水 ^{けつごうすい}　　　　　　　　　　　　　　　（bound water）

食品中の水分のうち，タンパク質* や糖質* 等の成分と主に水素結合* している水．結合水は微生物が利用できないので，結合水が相対的に多い食品は腐敗しにくい．自由水* に比べて蒸発しにくく凍結もしない．タンパク質や糖質の水和* 水もこれに当たる．結合水量は吸湿曲線*，核磁気共鳴*（NMR）等により評価できる．

→不凍水

結晶水 ^{けっしょうすい}　　　　　　　　　　　（water of crystallization）

結晶中に一定の割合で結合している水．結晶水をもつ化合物は，その化合物の分子量* や式量* に結晶水の重さを加えて秤量* する必要がある．

ケトース　　　　　　　　　　　　　　　　　　（ketose）

ケトン基（C=O）を持つ糖質*．ケト糖ともいう．果糖* はその例．セリバノフ反応* で確認できる．

ケトン　　　　　　　　　　　　　　　　　　　（ketone）

有機化合物の中で官能基* としてカルボニル（>C=O）にアルキル基（炭化水素，R-）が 2 個結合した化合物（R-CO-R）．たとえば，アセトン* は，ケトンの代表的なもので，低沸点の有機溶媒* として広く用いられる．ケトース* はケトン基を有する．油脂* の酸敗* でも生成する．

ケルダール法 ^{ほう}　　（Kjeldahl method）

全窒素の定量* 法の 1 種．1883 年にケルダール（Kjeldahl）によって創案された．試料を硫酸* で強熱して湿式酸化分解し，窒素をすべて硫酸アンモニウム* に変換する．これに過剰

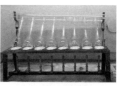

ケルダール分解装置

のアルカリを加え水蒸気蒸留してアンモニア* とし，濃度既知の一定量の硫酸溶液にトラップの後，残存する硫酸を中和滴定* して全窒素量を求め，タンパク質* を算出する方法である．試料量，分解促進剤，蒸留方法等において多種多様な改良がされている．食品分析で用いられる代表的な方法にセミミクロ改良ケルダール法，マクロ改

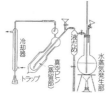

セミミクロ蒸留装置

良ケルダール法，サリチル酸添加マクロ改良ケルダール法がある.

ゲル (gel)

　分散液* が流動性を失って固形状となったもの. たとえば，ゼラチン* や寒天* を水とともに加熱* して溶解後，冷却すると分散している分子が互いに水素結合* で絡み合って3次元網目構造を作り，分散媒* が取り込まれて流動性を失いゲル化する. このゲルは熱可逆性ゲル*. 卵白アルブミンのように加熱変性* して疎水相互作用により複雑に分子凝集したゲル化もある. このゲルは熱不可逆性ゲル*.
　　　　　　　　　　　　　　　　→キセロゲル，ゾル，熱可逆性ゲル

ゲルろ過（クロマトグラフィー）(gel filtration chromatography)

　サイズ排除クロマトグラフィー* のこと.

ケン化 (saponification)

　油脂* をアルカリとともに加熱* するときにおこる反応. グリセロール* と脂肪酸* のアルカリ塩（セッケン*）を生成する. バターは低級脂肪酸を比較的多く含むので，ケン化されやすい. 融かして油層を集め，5% 水酸化カリウム 80% エタノール溶液（80% エタノール溶液に水酸化カリウムを 5% 濃度に溶解）を加えて空冷管（ガラス* 管）を付けホットプレートで 15~30 分間加熱するとよい. ケン化されると油滴がなくなり，温水に加えると軽く濁りながらきれいに分散* し，塩酸* で中和* するとセッケンが塩析* される.

限外ろ過 (ultra-filtration, UF)

　ろ紙* ではろ過* できない微細物をろ過する方法の1つ. 超ろ過，UF ともいう. 膜等ろ過材の孔径は 1~100 nm（10^{-9}~10^{-7} m）で高分子物質を透過させない. 通常加圧してろ過する. 孔径を調節することで分子量* による分別* もできる. 酒，ホエー，ジュースの製造などに広く応用される.
　　　　　　　　　　　　　　　　　　　　　　　　　→ろ過滅菌

ケン化価 (saponification value)

　油脂* 1 g を完全にケン化* するのに要する水酸化カリウムの mg 数. ケン化価はその油脂特有の数値（特数*）で，その油脂に結合している脂肪酸* の鎖長が推定できる. ケン化価が大きい場合は構成脂肪酸の鎖の長さは短く，小さい場合は逆に鎖長の長い，すなわち分子量の大きい脂肪酸が多いことを示す.

原基準物質 （げんきじゅんぶっしつ） （original standard material）

　容量分析*において標準溶液*を調製*するために使用する基準試薬*．この試薬はつぎの条件を満たしていなければならない．①純粋な状態で購入できるか，精製できるもの，②潮解性*や風解性*がなく安定で秤量*中に増減せず，空気中の炭酸ガス*や酸素による影響の少ないもの，③化合物の当量*ができるだけ大きく，相手物質との反応速度が大きいもの．

嫌気性細菌 （けんきせいさいきん） （anaerobic bacteria）

　増殖に酸素を要求しない細菌*．エネルギー代謝により，メタン，乳酸*，硫化水素等を生ずる．酸素の存在下でも生育できる通性嫌気性細菌（facultative anaerobic bacteria）と，酸素存在下では生育できない偏性嫌気性細菌（obrigate anaerobic bacteria）に分けられる．たとえば，乳酸菌，大腸菌，腸球菌等は通性嫌気性細菌，腸内フローラを構成する主な腸内細菌であるビフィズス菌，バクテロイデス，ユーバクテリウム，クロストリジウム等は偏性嫌気性細菌．　　　　　　　　　　　　　　　　　　　　　　　→穿刺培養

嫌気培養 （けんきばいよう） （anaerobic culture）

　酸素がない状態の培養．嫌気性菌*の培養や代謝能力の研究に利用する．真空または二酸化炭素，窒素，アルゴン，水素を満たした気密容器中や，培地*上に流動パラフィン等を重層して空気を遮断して培養する．穿刺培養*により酸素の侵入しにくい寒天*の内部で培養する等の簡易法が用いられ，この場合には，培地中に酸素を除去するための還元剤*（0.1% チオグリコール酸ナトリウム，0.01% 硫化ナトリウム等）を入れることもある．

原形質分離 （げんけいしつぶんり） （plasmolysis）

　植物細胞が食塩水等の浸透圧*が高い液（高張液）に接して細胞内の水分が流出し，原形質を包む細胞膜が収縮して細胞壁から離れる現象．植物細胞の細胞壁は透過性が高く，その内側の細胞膜は水を通しやすいが溶質は通しにくいためにおこる．和え物の下処理や漬物では，原形質分離により細胞膜と細胞壁の間に調味液が満たされ，味がよく浸透するようになる．生野菜を水等の浸透圧のより低い液（低張液）に漬けると細胞内に水が流入するため，原形質分離はおこらず，外観がみずみずしく，パリッとした食感になる．

原子吸光法　　　　　　　（atomic absorption spectrometory）

　金属の原子蒸気にその元素に特有な波長の光をあて，基底状態*
にある原子がこれを吸収する程度によってその元素の定量*分析を
行う方法．金属以外に一部の非金属元素や半金属元素（金属と非金
属の中間の性質の元素）も測定される．原子化の方法によってフ
レーム原子吸光法，ファーネス原子吸光法，加熱石英セル原子吸光
法がある．

検出　　　　　　　　　　　　　　　　　　　　　　（detection）

　そこに物質があるか，あればどのくらいあるかを調べること．重
さや光の吸収・反射・屈折，電気シグナル，熱伝導性，滴定*，発
色，蛍光*等で調べることが多い．

原子量　　　　　　　　　　　　　　　　　（atomic weight）

　質量数* 12 の炭素原子の質量を 12 と定め，それを基準として定
めた各原子の相対的質量．

原生動物　　　　　　　　　　　　　　　　　　　　（protist）

　アメーバー，ゾウリムシ等の運動能力を有する真核細胞に属する
単細胞生物．病原性をもつものもあるので，衛生上考慮する必要が
ある．食品の製造に積極的に利用されることはない．

検体　　　　　　　　　　　　　　　　　　　　　（sample）

　分析や測定する試料．試験材料ともいう．

懸濁　　　　　　　　　　　　　　　　　　　（suspension）

　固体粒子が液体中に分散した状態．この分散液*を懸濁液（サス
ペンション）という．粒子サイズはコロイド*よりも大きく，撹拌
中は分散*しているが，静置すると粒径の大きなものから沈殿*す
る．懸濁の程度によって高分子*の分解程度を知ることができる．
たとえばカゼイン*溶液にトリクロロ酢酸*を加えると分子凝集し
て強く白濁するが，プロテアーゼ*等で分解を受けると白濁が弱く
なり，ついには白濁せず透明のままになる．たとえば，500 nm の
吸光度*（濁度*）を測定することでその様子が評価できる．

→エマルション

検知閾値　　　（detection threshold, stimulus threshold）
→閾値

検定　（けんてい）　　　　　　　　　　　　　　　　　　（test, inspection）

分析値や測定値，官能評価*などの測定結果を統計処理して，互いの値の間の有意差*や危険率*を判定すること（test）．対となっている2群のデータの平均や対応のない2群のデータの平均の検定に用いる．スチューデント*t*-検定（Student *t*-test）等がある．また，計量器や計測器の計測値の精確さを調べることも検定（inspection）という．　　　　　　　　　　　　　→多重比較，分散分析

原点　（げんてん）　　　　　　　　　　　　　　　　　　（original point）

クロマトグラフィー*で分離する試料溶液を担体*にスポットした点．座標軸の交点も原点という．

顕熱　（けんねつ）　　　　　　　　　　　　　　　　　　（sensible heat）

水が加熱されて熱湯になるように，相転移なしに物質の温度を変化させるために必要な熱量．　　　　　　　　　　　　　　　→潜熱

顕微鏡　（けんびきょう）　　　　　　　　　　　　　　　（microscope）

微小な物体を拡大して観察するための光学機器．観察対象となる試料の種類，機能などによって，生物顕微鏡，位相差顕微鏡*，解剖顕微鏡，実体顕微鏡*，偏光顕微鏡*，蛍光顕微鏡*，電子顕微鏡*，融点測定顕微鏡*，金属顕微鏡等種々ある．最も一般

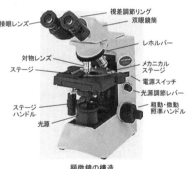

顕微鏡の構造

的な顕微鏡は生物顕微鏡（写真）である．接眼レンズ*（通常倍率5~20倍）と対物レンズ*（通常倍率4~40倍）の組み合わせにより，倍率（接眼レンズの倍率×対物レンズの倍率）を設定できる．さらに高倍率にするときには，対物レンズに液浸（系）レンズ*（通常倍率100倍）を使用する．　　　　　　　　　　　　　　　　　→鏡検

検量線　（けんりょうせん）　　　　　　　　　　　　　　（calibration curve）

目的とする物質の濃度や分子量*とこれを分析した値との関係を示した直線．たとえば，比色分析*では，目的物質の濃度を横軸に

とり，その吸光度*を縦軸にとって，検量線を作成すれば，未知の
試験溶液の濃度を求めることが出来る．クロマトグラフィー*では，
種々の標準物質の分子量とピークやバンドの検出時間や移動距離と
の関係をとると分子量を求める検量線が作成できる．

恒温（水）槽 (incubator)

温度が一定の水槽．温調器で
ヒーターや冷却器を制御して任
意の温度に保てる装置．セット
した器具を振盪できるものが多
い．抽出*，酵素*反応，熱処理
等多くの操作を一定の温度で行
う必要があるので，よく利用さ

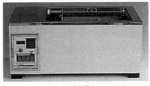

恒温水槽

れる．水の代わりにアルミのブロックを利用する恒温槽（ドライブ
ロックバス，dry block bath）もある．　　　　　　　→振盪機

コウジ（麹） (koji)

煮たり蒸したりした穀類，豆類にコウジカビ（*Aspergillus
oryzae*）等を植菌したもの．菌の分泌するアミラーゼ*，プロテ
アーゼ*等の酵素*を多く含む．日本酒，味噌，醤油，焼酎等の発
酵食品の製造に利用される．菌としてはコウジカビのほか，クロコ
ウジカビ，クモノスカビ，ベニコウジカビ等が用いられる．

硬質ガラス (hard glass)

ホウケイ酸ガラス，カリガラスともいい，耐熱性，耐薬品性，機
械的強度に優れ，溶解性が低いために化学実験用ガラス材質として
よく用いられる．切り口が軟質ガラス*に比べて白色味を帯びてい
るので判別できる．　　　　　　　　　　　　　　　　→ガラス

校正 (calibration)

測定機器が正確に作動するように，標準物質で調整*すること．
たとえば，天秤であれば基準分銅で，pHメーター*であればpH
標準液で校正する．　　　　　　　　　　　　　　　　→分銅

合成培地 (synthetic medium)

十分精製された成分のみを混合して作る微生物*を培養する培
地*．微量要素まで完全に判明している微生物は少ないため，少量
の天然物を加えることによりこれを補う場合も合成培地に含める．

人工培地ともいう．成分をコントロールできるため，栄養要求性を調べるのに向いている．天然物を加えたものを半合成培地（semi-synthetic medium），加えないものを完全合成培地（completely synthetic medium）と称する．

酵素 (enzyme)

生体細胞が作るタンパク質*性の高分子*有機触媒．生体内，生体外の種々の化学反応を温和な条件で円滑に進行させる働きがある．その触媒*としての作用を酵素作用といい，酵素によって触媒される反応を酵素反応という．酵素反応を受ける物質を基質（substrate）といい，酵素がその作用をもっているときは，活性の状態，作用を失ったとき失活*したという．酵素の作用は特異的であるので，基質特異性*があるといい，反応には，酵素と基質を適当に組み合わせること，触媒作用の最適温度および最適pH があるので，反応温度およびpH*を適当に設定すること，酵素濃度，その他アクティベーター*や阻害剤*を適切にすることが必要である．酵素の作用機構から4つの数字による酵素番号（Enzyme Commission numbers, EC）で分類される．　　　→アミラーゼ，
　　　プロテアーゼ，リパーゼ，ポリフェノールオキシダーゼ

高速液体クロマトグラフィー (high-performance liquid chromatography, HPLC)

液体クロマトグラフィー*の1種．HPLCともいう．微細で粒径の均一な固定相*をステンレスカラム等に充てんし，定量ポンプを用いて移動相*を高流速で流して数分～数十分の短時間で分離できる．溶出物の検出には，吸光度*，屈折率*，蛍光*等の光学的質，電気化学的性質，質量*分析法等を利用する．多くの食品成分の分析に用いられる．

酵素的褐変反応 (enzymatic browning reaction)

リンゴやバレイショの褐変*のように，酵素*によって褐色，黒変する反応．リンゴの褐変は，ポリフェノール*成分がポリフェノールオキシダーゼ*によってキノン様物質となりさらに酸化重合して褐変するが，ビタミンC*や0.5%濃度の塩化ナトリウムによって効果的に阻害できる．→ポリフェノール，非酵素的褐変反応

酵素分析法 (enzyme assay)

目的物質に特異的な酵素*を作用させ，生成または消費された物

質を分光学的手法や電極により測定して目的物質を定量*する方法. たとえば, L-乳酸脱水酵素により, L-乳酸を定量できる. この他, グルコース*, L-アスコルビン酸*, クエン酸*, L-グルタミン酸*, シュウ酸*, 過酸化水素等も酵素分析法で定量できる.

硬度 (hardness)

水の軟硬水の度合い. 日本では, カルシウムイオンとマグネシウムイオンの濃度を炭酸カルシウムに換算した値[mg/L (ppm)]で水の硬度 (hardness of water) を表す. これらのイオンの濃度はキレート滴定*により測定する. 一般的に 0~100 mg/L 未満を軟水, 100~300 mg/L 未満を中硬水, 300 mg/L 以上を硬水とすることが多い. 世界保健機構 (WHO) では, 0~60 mg/L 未満を軟水, 60~120 mg/L 未満を中硬水, 120~180 mg/L 未満を硬水, 180 mg/L 以上を超硬水としている. 日本の水は軟水が多く, 欧米の水は硬水が多い. 日本では, 水道水の硬度が 300 mg/L 以下と水質基準で定められている. これは硬度が高いと石鹸の泡立ちが悪くなることに起因している. おいしい水の観点から 10~100 mg/L が水質管理目標値として設定されている. また, 硬度には, モース硬度 (Mohs hardness) と呼ばれる鉱物の硬さの指標がある. これは, 鉱物同士をこすりつけて硬度の大小を決めるもので, キズがついた方が硬度が小さい鉱物と判断される. モース硬度の標準物質としては, 滑石 (モース硬度 1, 最小値) からダイヤモンド (モース硬度 10, 最大値) までがある.

硬度計 (hardness meter)

食品の硬さ*を測定する機器. コンプレッシメーター*, キヤ式硬度計 (Kiya), ペネトロメーター (penetrometer), 果実硬度計 (fruit pressure tester) 等がある. コンプレッシメーターはパン等の硬さを, キヤ式硬度計は穀類や豆類の硬さ, クッキー類のもろさを, ペネトロメーターは試料中への針の貫入度で食品の硬さを調べる.

好熱性細菌 (thermophilic bacteria)

45℃ 以上を生育至適温度とする細菌. 高温菌ともいう. 温泉や海底火山の火口等に生育する. →中温性細菌, 低温性細菌

降伏値 (yield value)

小さな力が加わっていたときは弾性*を示していたものが, 大き

な力が加わったために塑性* を示すそのときの力.

高分子 （polymer）
こうぶんし

　分子量* の非常に大きい分子. 通常分子量 10,000 以上の分子をいい, タンパク質* や多糖* のように構成分子が多数重合して巨大化している. 低分子* に比べて溶解度* は低いが, 粘性* は高い. 水素結合*, 静電的相互作用, 疎水相互作用, 共有結合* で分子間会合して結晶化したり, 3 次元網目構造をつくりゲル* 化したり, 特異な機能をもつものが多い. 高分子の分離* や分別* には, 塩析*, アルコール沈殿, 等電点沈殿*, サイズ排除クロマトグラフィー*, イオン交換クロマトグラフィー等多くの方法がある.

酵母 （yeast）
こうぼ

　糸状体をつくらず, もっぱら単細胞で生育する真菌* の総称. 糖類からエタノール* を生産する. 酒類やパンの製造のほか, 味噌や醤油の風味の形成にも重要な役割を果たしている. 炭化水素が利用できるいわゆる石油酵母や, 病原性を有するものもある.

恒量 （constant weight）
こうりょう

　いつでも同じ重さとなっていること. 水分* や灰分* の定量* では, 繰り返し加熱* した後の質量* が同一となったとき, 恒量に達したと判断して分析を終える. 試料を秤り取る容器 （風袋*）も恒量に達したものを使わねばいけない.

糊化 （gelatinization）
こか

　デンプン* を水とともに加熱* したりアルカリを加えて糊状にすること. デンプンのミセル* 構造 （micelle structure, デンプン鎖が水素結合* で規則的に配向した結晶性構造）が崩壊し, 粒子は大きく膨潤* して, 透明度, 粘度が著しく増加する. 粒子の形状 （顕微鏡法）, 光の透過性, 粘度 （ブラベンダー・アミログラフ*, ラッピドビスコアナライザー*）, 熱の出入り （示差走査熱量測定*）, アミラーゼ* 被消化性 （BAP 法*）, 結晶性 （X 線回折*）等を測定して評価できる.　　　　　　　　　　　　　　　　　　→老化

糊化度 （degree of galatinization）
こかど

　デンプンの糊化* の度合. デンプンを分解する酵素* を作用させて, 完全に糊化* した試料のデンプンの分解度に対する未処理試料デンプンの分解度の百分率. たとえば, ジアスターゼ法, グルコ

アミラーゼ法，β-アミラーゼ・プルナラーゼ法*（BAP法）等がある．結晶性を測定して求めることもある．100から引いた値を老化度（degree of retrogradation）という．

五感 （five senses）

外界からのいろいろな刺激を，目，耳，鼻，口，皮膚を介して生ずる感覚で，それぞれ視覚，聴覚，嗅覚，味覚，触覚をさす．食品の味わいは五感を活用した官能評価*によるところが大きく，鮮度判定*にも有効に利用される．

固形培地 （solid medium）

固形物を用いた培地*．液体培地をゲル*化剤で固めたものも固形培地に含まれる．ゲル化剤として寒天*を用いたものは寒天培地（agar medium）と呼ばれ，食品微生物の検査，分離，保存に広く用いられる．

個室法 （closed panel method）

パネリスト*同士が意見交換することなく，また他の人の影響を受けないようにそれぞれ独立した個室で試料の評価を行う官能評価*法．クローズド・パネル法ともいう．

枯草菌 （*Bacillus subtilis*）

グラム陽性の好気性菌．タンパク質*の分泌能力が高いため，各種酵素*の生産に用いられる．100℃に加熱しても死なない，非常に耐熱性の高い胞子*をつくる．納豆菌はこの1種．

固定 （fixation）

生物や食品の組織の顕微鏡*観察のときの染色*前の安定化操作．ホルマリン*，グルタルアルデヒド，ピクリン酸*，重金属*塩等，タンパク質*の不溶化作用をもつ試薬*がよく用いられる．

固定相 （stationary phase）

クロマトグラフィー*の担体*のこと．分離する物質を溶解して移動させようとする溶媒（移動相*）に対して，固定相は，その物質を引きとどめておこうとする．たとえば，薄層クロマトグラフィー*ではシリカゲル*など．

コニカルビーカー　　　　　　（**conical beaker**）

ふつうのビーカー*より口がややすぼまったビーカー．三角ビーカーともいう．ビーカーより手で持って内液を軽く振りまぜやすい．ガラス*製とプラスチック製がある．

コニカルビーカー

コマゴメピペット　　　　（**komagome pipette**）

球部の液だめをもつ目盛付きガラス*細管にゴムキャップをつけて液体を吸い込み，排出して一定容積の液体を迅速に分取するための計量器．液量は目安量．右手中指～小指と手のひらでコマゴメピペットをしっかり押さえ，人差し指と親指でゴムキャップをつかみ操作する．

コマゴメピペット

コラーゲン　　　　　　　　　　　　（**collagen**）

結合組織を構成する主要な不溶性タンパク質*．多くの分子種があり Type I は分子量* 30 万．3 本のペプチド鎖（α1鎖2本，α2鎖1本）から成り3重らせん構造をもつ．骨，皮，腱，ウロコ，骨格筋等に多く含まれる．定量*は，試料を加水分解*後ハイドロキシプロリン含量を比色分析*して行う．結合組織を多く含む食肉を水とともに長時間加熱すると，コラーゲンはゼラチン*となり，肉は軟らかくなる．酸性プロテアーゼで分子間架橋の多い分子の両末端部分（テロペプチド，telopeptide）を切断すると可溶化できる．可溶化コラーゲンは自己会合し線維を再構成しやすく製膜してソーセージ等の可食性ケーシングや高い保湿性から化粧品材料としても利用できる．分解産物がコラーゲンペプチドでサプリメントとして利用されている．　　　　　　　　　　　　　　→ゼラチン

コレステロール　　　　　　　　　（**cholesterol**）

$C_{27}H_{46}O$，分子量 386.66．代表的なステロールの1つで融点* 150℃，アルカリ，酸，水に不溶．卵黄，肝および筋肉等に含まれる．クロロホルム*，エーテル*，ベンゼン，熱アルコールで容易に抽出できる．リーベルマン・ブルヒアルト反応*によってコレステロールの簡便試験を行うことができる．植物の中には類縁のステロールが含まれるのでこの反応で呈色*する．

コロイド　　　　　　　　　　　　（**colloid**）

分散媒*（気体，液体，固体）に粒径 1~100 nm（ナノメーター）

の物質が分散している分散液*（分散系*）. 高分子*は分子サイズが大きいのでコロイド*に属する. ろ紙*は通過するので通常のろ過*はできないが, 透析*膜や半透明のような目開きの小さなろ過材を用いればろ過できる（限外ろ過*）. さらに目開きを調節することで分子量によって分画*することができる. コロイドのうち親水性なものを親水コロイド（ハイドロコロイド, hydrocolloid）, 疎水性なものを疎水コロイド（hydrophobic colloid）という.

コロニー (colony)

固体培地*上に植え付けられた微生物*が増殖して肉眼で観察可能となった集合体. 自力ではあまり移動できない微生物は, 低密度で植菌された場合, コロニーを形成するので, コロニーの数を計測して植菌された微生物の数が測定できる. →生菌数

強飯 (kowa-meshi, steamed glutinous rice (okowa))

水あるいは小豆の煮汁に2時間以上浸漬*したもち米を蒸すか電子レンジで加熱*した飯. 米重量は1.6~1.9倍になり粘りのある飯になる. 蒸し加熱中にふり水を数回行うことで強飯の硬さが調節でき, 飯重量が増加する. 強飯は炊飯*して作ることも可能で, もち米のみで炊く場合, 炊き水は米の重量の1.0倍, 容量の0.8倍にするとよい. 小豆やササゲの煮汁を使ったものを赤飯, 不祝儀等に使用するために色付けしないものを「白蒸し」という. →ふり水

コンウェイ (Conway)

試料より拡散*するアルコール, 一酸化炭素, アンモニア*, 青酸, 揮発性炭化水素等, 揮発性物質を適当な吸収液に捕集して定量*する方法. 簡便なのでコンウェイ微量拡散法として広く用いられる. コンウェイ拡散分析ユニットは, 内外室の2室の蓋つき円形皿型容器で, 一方に試料を他方に試料からの揮発物質を吸収する溶液または物質を加え, 一定温度で一定時間静置して揮発した物質を捕集する. 水分活性*の測定では, 外室に種々の飽和塩溶液を用い, 内室に置いた試料の質量*が増減しない相対湿度を求めることで測定する.

混濁 (turbidity)

液の濁り. 溶液が溶けきっていない場合や析出*物が出てくると, 透明でなくなり濁ったときに使う用語. その度合いを濁度*という.

コンデンサーレンズ （**condenser lens**）

　顕微鏡*に用いられるレンズの1つ．光源からの光を観察対象に集中させるレンズで，対物レンズ*や接眼レンズ*と異なり顕微鏡の不可欠な構成要素ではない．

コンプレッシメーター （**compressi meter**）

　スポンジケーキやパン等の多孔質の食品の硬さを測定する機器．

細菌（さいきん） （**bacteria**）

　原核細胞生物の総称．核，ミトコンドリア等の細胞内器官が未発達で，サイズも原生動物*や真菌*に比べ1桁小さい．コレラ菌，赤痢菌等，病原菌の多くが含まれる一方，乳酸菌*，納豆菌等，食品製造上不可欠なものが多い．

再結晶（さいけっしょう） （**recrystallization**）

　高い温度の飽和水溶液*を冷却して溶解度*を下げて溶解し切れない溶質を結晶として析出*させること．析出した結晶は純度が高いので，もとの溶液（母液，mother liquor）からろ過*等で分離して結晶を取り出すことができ，精製法に利用される．急冷撹拌して急激に結晶化させると微細結晶が，ゆっくり結晶化させると粗大結晶が生成するので，練乳や砂糖（ショ糖*）の製造するときに結晶種を加えて（シーディング，seeding）一気に乳糖*やショ糖の微細結晶を析出させるのに応用される．

再現性（さいげんせい） （**reproducibility**）

　同じ条件で繰り返し測定した結果の正確さ，精密さ．結果の一致が良い場合に，その測定方法には再現性があるという．また多くの条件，たとえば同じ試料を別の日に別の測定器で測定して得た値が同じである場合，その値には再現性があるという．

サイズ排除（はいじょ）クロマトグラフィー（**size-exclusion chromatography**）

　一定の分子量*の大きさ（サイズ）以上の分子を浸透させず排除する（分子ふるい効果のある）担体*を用いて，物質を分子量別に分離するクロマトグラフィー*．分子量の大きいものほど速く溶出する．移動相*に水系の溶媒を使用し，生体高分子などを分子ふるい効果のある担体*により分子量別に分離する場合をゲルろ過クロマトグラフィー（gel filtration chromatography）という．移動相*が非水系の場合はゲル浸透クロマトグラフィー（gel permeation chromatography）という． →クロマトグラフィー

最大氷結晶生成帯 （zone of maximum ice crystal formation）

食品を冷凍するとき，食品中の 70~85% の水が氷結晶になって凍結状態になる約 -1~-5℃ の温度範囲．この生成帯を 30 分以上かけて緩慢凍結* させると氷結晶が成長して組織が破壊され，食感の変化や解凍時のドリップなどで品質低下につながる．凍結するときはこの生成帯を 30 分以内でできるだけ速く通過する急速凍結* を行うとよい．

採点法 （scoring test（method））

試料の特徴や嗜好等の品質特性を数値尺度によって評価する官能評価* 法．2 種以上の試料をテストし，50~100 点満点採点する方法と，5 点法（例：5，よい；4，ややよい；3，普通；2，やや悪い；1，悪い），両極 7 点評価法（例：+3，非常によい；+2，かなりよい；+1，少しよい；0，普通；-1，少し悪い；-2，かなり悪い；-3，非常に悪い），両極 9 点評価法などの数値尺度によって判定する方法がある．順位法ではつかめなかった試料間の差や大きさを知ることができる．解析方法には 1 元配置法* や 2 元配置法* 等を用いる．

彩度 （chroma）

色の鮮やかさの度合．彩度がある色を有彩色といい，鮮やかな色になるほど彩度のスケール値が大きくなる．白・灰色・黒のように明度* だけで色相* と彩度がないものを無彩色といい，スケール値は 0 となる．最高彩度は各色相で異なる．彩度が高いと派手，華やか，どぎつい印象，低いと地味，おだやか，くすんだ印象を与える． →色相

サイホン（サイフォン） （siphon）

液体をその液面よりいったん高くなるまで上げて，低い所に移すための逆 U 字管．流れ始めると，液体はなくなるまで流れ移るので，空気に触れさせたくないもの，揮発性の液体を自動的に移したいときに用いる．たとえば，ソックスレー抽出器* の溶媒を受器に自動的に落下させるのに用いられる．

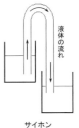

サイホン

錯塩 (さくえん) (complex salt)

錯イオンを含む塩. [Co(NH₃)₆]Cl, K₄[Fe(CN)₆] はその例である. 錯体* を含むもの, あるいはさらに広義の高次化合物, 配位化合物を含めて錯塩ということもある.

酢酸 (さくさん) (acetic acid)

CH_3COOH, 分子量* 60.05. 1グラム当量は 60.05 g. 食酢の酸味の主成分である有機酸*. 中和滴定* によって有機酸量は酸度* として定量* される.

酢酸鉛ろ紙 (さくさんえんし) (lead acetate-containing test paper)

酢酸鉛を染み込ませて乾燥したろ紙*. 硫化水素ガスに触れると硫化鉛が生成してろ紙が黒変するので, イオウの検出* の定性* 試験に用いる.

錯体 (さくたい) (complex)

1つ, あるいはそれ以上の金属または金属類似元素の原子を中心原子として, それに他の原子または原子団が結合 (配位子, ligand という) した1つの原子集団.　　　　　　　　　　→錯塩

サッカー (sucker)

アスピレーター* のこと.

殺菌 (さっきん) (pasteurization)

有害な微生物* の大部分を死滅させること. 殺菌には加熱* 処理がよく行われる. 低温殺菌 [低温保持殺菌 (low temperature long time pasteurization, LTLT), 60~70 ℃ で 20~30 分, たとえば63℃ で 30 分], 高温短時間殺菌 [high temperature short time pasteurization (HTST), 72~85℃ で 15 秒以上], 超高温瞬間殺菌 [ultra high temperature pasteurization (UHT), 120~150℃ で 1~3 秒] 等がある. 牛乳のような液状食品の場合, 高温蒸気中に噴射 (スチームインフュージョン式, steam infusion system) または高温蒸気を噴射 (スチームインジェクション式, steam injection system) する殺菌方法 (140~170℃, 0.5~5 秒) があり, 食品の風味がよいとされる. 殺菌ではまだ微生物が生き残っているので, そのままでは微生物による変質は免れない. 殺菌の効果がある間に利用するか, 静菌* 作用のあるものを用いて菌の再増殖を抑えなければならない. 微生物を完全に死滅させ

る場合は滅菌*する必要がある．そのほか紫外線*照射やエタノール*，リゾチーム*等の殺菌料（殺菌剤，抗菌剤）による殺菌が行われる．　　　　　　　　　　　　　　　→滅菌，ろ過滅菌，紫外線

サフラニン・ライトグリーン2重染色
（safranin-light green staining）

植物組織の切片*を染色*する2重染色法．サフラニン色素は核や細胞壁を赤色に，ライトグリーン色素は細胞質を青く染色する．各色素溶液は先ずエタノール*に溶解し，水で希釈して調製*する．ライトグリーンは色が美しいが脱色が早いことから，ファストグリーンも用いられる．

酸化
（oxidation）

酸素が付加したり水素が除去されたり電子を失うこと．酸化されるとき，相手の物質は同時に還元*される．　　　　　　→酸化剤

酸価
（acid value）

油脂*1 g 中に含まれる遊離脂肪酸を中和するのに要する水酸化カリウムの mg 数．AV と略される．油脂の劣化の程度を示す指標の1つで，保存，酸敗*などによって値の変わる変数*である．JAS*によると食用精製加工油脂で0.3以下とされている．簡易測定キットもある．

酸化還元滴定
（redox titrartion）

酸化還元反応を利用した滴定．酸化剤*あるいは還元剤*のどちらかが濃度が解っていれば，相手の還元剤あるいは酸化剤の濃度を求めることができる．酸化*と還元*は同時におきる反応で，電子を奪う性質をもつ物質を酸化剤*，反対に電子を他に与える性質をもつ物質を還元剤*という．酸化剤を用いて還元剤を定量する滴定を酸化滴定（oxidimetry），還元剤を用いて酸化剤を定量する滴定を還元滴定（reductimetry）という．たとえば，前者では，標準溶液*に過マンガン酸カリウム（酸化剤）溶液を用いてシュウ酸*（還元剤）を定量*する過マンガン酸塩滴定，後者では，チオ硫酸ナトリウム*溶液を用いたヨウ素滴定*があり，食品分析でよく用いられる．これらの滴定の終点は，前者では過マンガン酸カリウム溶液による呈色*，後者ではデンプン*を指示薬*として青色の消失する点としている．　　　　　　　　　　　　　　→ヨウ素滴定

さ

三角フラスコ (Erlenmeyer flask)

三角錐形をしたガラス*容器．種々のサイズがあり，胴部に液量の目安となる目盛りをつけたものが多い．種々の化学反応，滴定*等に広く用いられる．褐色のもの，共栓やネジロの付いたものもある．

三角フラスコ

酸化剤 (oxidation agent)

相手を酸化*する能力の高い物質．自分自身は逆に還元*されやすい．油脂*の酸化で生成したハイドロパーオキシド*は食品中の他成分の酸化剤*として働く．その他フェリシアン化カリム*，次亜塩素酸，過酸化水素等．

酸化第1銅 (cuprous oxide (I))

Cu_2O，式量* 143.09，亜酸化銅ともいう．天然には赤銅鉱として産出する．細紛状の銅を注意して酸化*するか，2価の銅錯塩*をアルカリ性溶液中でブドウ糖*で還元*して得られる．後者の反応は還元糖*の定性*・定量*分析に利用され，試験管底にCu_2Oの赤色の沈殿*が生成する．　　　　　　　　→ソモギー変法

残基 (residue)

化合物の中の特定の原子または原子団を除いた残りの原子集団．たとえば，アミノ酸*残基とは$-CHNH_2COOH$の原子団を除いた部分，脂肪酸残基とは$-CH_2COOH$の原子団を除いた部分を指す．

三脚 (tripod)

ビーカー*や三角フラスコ*等のガラス*器具，湯浴*をガスバーナー*で加熱*するときに用いる補助具．三脚にセラミック金網*，容器をのせて加熱する．

三脚

3次元レーザー体積計 (3D laser scanner)

レーザー輝線を用いて，食品の体積を非破壊で短時間に測定する装置．菜種法*に比べて精度が良く再現性*があり，食品の高さや直径，比容積（specific volume，単位重量あたりの容積でパンやケーキの膨化の指標の1つ）も求められる．

酸性白土 (acid clay)

非結晶性の含水ケイ酸アルミニウムとケイ酸の化合物．色素やコロイド*をよく吸着するので，溶液や油等の脱色・清澄によく使わ

れる．石川県，富山県，新潟県に産する． →ビタミンC

3点比較法 （triangle-test）

官能評価* の手法の1つ．パネル* に2種3個の試料を渡し，他の2個と異なるものを1つ選択させる方法．主に2種の試料の相違を調べるのに用いられる．

酸度 （acidity）

酸の含量．食品の場合，酢酸*，クエン酸*，乳酸* 等の有機酸* 含量を意味する．食品の酸度は，通常希釈した一定量の試料溶液に指示薬* としてフェノールフタレイン* を加え，0.1 mol/L 水酸化ナトリウム* 標準溶液* を用いて中和滴定* して測定する．白ワインのように 10% 程度のアルコールを含む飲料の場合，40倍以上に希釈して測定するとよい．牛乳は強く白濁しているので試料 10 mL あたり指示薬量は 0.5 mL にする．この酸度は飲用乳の鮮度判定法* に利用される．

酸敗 （rancidity）

油脂* の酸化* によって刺激臭（酸敗臭，ランシッド臭）を発生する状態となること．過酸化物* やアルデヒド*，ケトン* を定量* すればその程度を知ることができる．加水分解* されて刺激臭を発生する場合も酸敗という．不飽和度の高い脂肪酸* を多く含む油脂は酸化されやすい．冷暗所に保存するとよい．トコフェロール* 等の抗酸化剤を加えることも有効である． →油脂の酸化

サンプリング （sampling）

分析や観察の対象物を必要量秤り（量り）取る（分取する）こと．

サンプルコーム （sample comb）

プラスチックでできているクシ形の電気泳動* 用部品．スラブ電気泳動* 用平板ゲルの上部に，サンプルを注入するクシ形の溝を作るときに用いる．ゲル* の作成時にサンプルコームを上部に差し込んだ状態で固め，後でそれを引き抜く． →試料用ゲル

ジアシルグリセロール （diacylglycerol, DAG）

グリセロール* と2分子の脂肪酸* のジエステル．植物油を中心に多くの食用油中に主に 1, 2-DAG として存在．トリアシルグリセ

ロール* の代謝中間物と位置付けられていた DAG のうち 1, 3-DAG は，食後の血中の中性脂肪* が上昇しにくく身体に脂肪がつきにくい作用がある.

ジエチルエーテル (diethyl ether)

エチルエーテル* のこと.

紫外線 (ultraviolet rays)

可視光線* の紫色光より波長が短い光. 200~400 nm（ナノメーター）の光. エネルギーが強いので，油脂* の酸化* 等多くの化学反応の引き金となる. また，紫外線を照射して微生物* の殺菌* ができる. タンパク質* や不飽和結合は紫外線を吸収するのでこれらの分析にも用いる. 蛍光* 物質も紫外線を照射して検出* することができる. →赤外線

色差計 (color difference meter)

光源からの光を試料に反射または透過させて色彩や色差を測定する機器. 刺激値は L（明度），a（赤色度），b（黄色度）値または X，Y，Z で表し，色差は $L*a*b*$，$L*u*v*$，ハンター $L*a*b*$ などで示す. 食品の色の評価や加工・調理・保蔵による変色* や褐変* 色の測定によく用いられる.

色相 (hue)

「赤」「黄」「青」などのようにその色を特徴づける色名. 色相が違うと光の波長が異なる. 赤（R）・赤橙（RO）・黄橙（YO）・黄（Y）・黄緑（YG）・緑（G）・青緑（BG）・緑青（GB）・青（B）・青紫（BP）・紫（P）・赤紫（RP）等の色相を輪に配置して色相環をつくると，隣同士の色は明度* や彩度* が類似し，

色相環

反対の位置にあるものは補色といって互いを引き立て合う相乗効果がある. 比色分析* では，検液の呈色* と補色（余色ともいう，complimentary color）の関係にある波長の光を用いて吸光度* を測定して分析する. 食品の色は色差計* で測定される →彩度

識別閾値 (recognition threshold)
→閾値

式量　しきりょう　(formula weight)

化学式で化合物の組成を示したときの原子量* の総和．無機化合物の結晶のように，分子でない場合は，組成を表した式で示す．化合物が分子であれば分子量* に同じ．

試験管　しけんかん　(test tube)

一方が丸底の管状のガラス* 器具．種々のサイズがある．種々の少量の化学反応に頻繁に用いられる．ガスバーナー* で直火で加熱* するときは試験管バサミではさみ，小刻みによく振り混ぜ突沸* させないようにする．試験管の口は人の方向に向けてはいけない．

嗜好　しこう　(taste)

飲食物に対する好み．食品にあっては味，色，香り，テクスチャー* 等の特性で，食品の価値の尺度となる．食味計や物性試験で評価されるが，最終的には官能評価* で評価される．

嗜好型官能評価　しこうがたかんのうひょうか　(preference sensory evaluation)

官能評価* 法の１つ．製品に対する人間の感覚や好み，許容度等を調べる方法．測定項目についてどの試料が好ましいかを評点や順位などで示す．嗜好* 調査やイメージ調査に用い，その結果を製品開発，市場調査に利用する．　　　　　　　　　→分析型官能評価

示差走査熱量測定　しさそうさねつりょうそくてい　(differential scanning calorimetry, DSC)

熱分析法* の１つ．加熱または冷却しながら試料物質と基準物質との間のエネルギーの入力差を，時間または温度に対して測定する方法．試料の比熱，ガラス転移，融点*，酸化* 反応，分解反応，デンプン* の糊化*・老化*，多糖類* やタンパク質* のゾル・ゲル転移，タンパク質の変性*，不凍水* の定量*，物質の純度検定等の測定に用いられる．

脂質　ししつ　(lipid)

水に溶けず，有機溶媒* に溶け，脂肪酸* を主としてエステル結合* で有し，生物に利用される物質．単純脂質（中性脂肪* 等），複合脂質（リン脂質，糖脂質等），誘導脂質に区分することが多い．一般分析* 項目の１つ．脂質分析は，抽出* 後カラムクロマトグラフィー* で各脂質クラスに分別* し，その脂肪酸組成は，加水分解* して高速液体クロマトグラフィー* (HPLC) で，また，メチルエ

ステルとしてガスクロマトグラフィー*で分析される．七訂版日本食品標準成分表*（2015 年）では脂肪酸成分表が別表として提供されている．　　　　　　　　　　　　　　　　　　　→脂肪酸

指示薬 （しじやく） (indicator)

滴定*するとき当量点*（終点*）を知るために用いる試薬，または，pH*等のある種のイオンの濃度を測定するために用いる試薬．終点で明瞭な変色*，蛍光*の消失，沈殿*の生成等の変化がある．酸塩基指示薬，酸化還元指示薬などがある．たとえば，中和滴定*による酸度の測定には，変色域がアルカリ性にあるフェノールフタレイン*，沈殿滴定*による塩素イオンの定量*には，クロム酸カリウム，ヨウ素滴定には，デンプン*が指示薬として用いられる．

JIS （ジス） (Japanese Industrial Standards)

日本工業規格．工業標準化法に基づいて，日本の工業製品に関する規格や測定・分析方法を始め，文字やプログラム等の情報処理等19 分野にわたる規格が制定されている．たとえば，化学分野（JIS K，JIS の後のアルファベットで分野を示す）では，化学分析・環境分析，脂肪酸・油脂製品・バイオ，プラスチック等 11 ジャンルの規格が載せられている．この標準化を通して，「もの」の互換性の確保，生産の効率化，公正性や消費者の利益の確保，取引の単純化，技術進歩の促進，安全や健康の保持，環境の保全等を図ることを目的としている．規格に適合したものには JIS マークをつけることができる（JIS マーク表示制度）．経済の国際化が進んだことから，ISO*等の国際規格との整合化が行われている．農林水産物や食品等については JAS 規格*による．　　→ ISO，JAS 規格

下皿天秤 （したざらてんびん） (under loading balance)

秤量*するものの分銅*をのせる皿が天秤のさお（アーム）から釣り下げられている天秤．　　　　　　　　　　　　→上皿天秤

失活 （しっかつ） (deactivation)

酵素*が活性を失うこと．一般に酵素活性は温度が上昇すると高まるが，酵素*はタンパク質*であるため変性*して立体構造が崩れて失活するので，最適温度がある．極端な pH*の変動，乾燥や凍結でも失活するので取扱いに注意する．逆に酵素作用を止めたいときには，加熱*，pH の変化，阻害剤*の添加等により行う．

湿式加熱 (wet heating, wet cooking)

水や水蒸気の対流により，食品に熱を均一に伝える加熱*方法．常圧では 100℃ までの加熱で，蒸す，茹でる，煮る，炊く等の方法があり，焦げない利点がある．加圧水蒸気を用いる方法もある．

→乾式加熱

湿式灰化 (wet ashing)

試料をケルダール*分解フラスコなどにより，酸を加えて加熱分解する方法．湿式酸化分解ともいう．酸には硝酸，硫酸*，60~70% 過塩素酸が用いられ，硫酸に過塩素酸，硝酸に過塩素酸等を組み合わせて分解することもある．過塩素酸は，有機物が多く残っている状態で乾固させると爆発の危険があるから注意する．

→プラズマ低温灰化，乾式灰化

実体顕微鏡 (stereoscopic microscope)

10~60 倍程度の低倍率で物体の表面構造を観察する顕微鏡*．通常の光学顕微鏡と異なり反射光により観察する．鏡検*しながら作業できるようにレンズとステージの距離が長く作られている．

→顕微鏡

湿度 (humidity)

大気中の水蒸気量の割合．その温度における飽和水蒸気量を 100 としたときの比率で表される．飽和水蒸気量は温度が低いほど低くなる．気象等一般には，飽和水蒸気圧に対する実際の空気中の水蒸気圧の割合である相対湿度（relative humidity, RH）を用いる．RH 100% を超える水蒸気が含まれると過剰の水蒸気は結露し，この温度を露点（dew point）という．試料や容器の吸湿を防いで保存や測定しなければならない場合は，デシケーター*を用いる．食品は自身の水蒸気圧より高い相対湿度中では，水蒸気を吸湿（収着*）して湿気り低いと乾燥する．吸湿して品質の低下や腐敗*を招く恐れがある場合は，乾燥剤*を入れて密封保存する．逆に冷蔵時に乾燥が進んで物性が悪化する恐れがある場合は，保湿して保存する．

湿麩 (wet gluten)

小麦粉に少量の水を加え混捏して調製*したドウ*を流水中でデンプン*を揉み出した後に残ったタンパク質*（グルテン*）．グリアジンとグルテニンからなり，水を加えてこねたときに網目構造が

でき特有の粘弾性* を示す. ドウの重さに対する湿麩の重さの割合
（％）を湿麩量という.

シッフ試薬　_{しやく}　（Schiff's reagent）

　アルデヒド* の検出* 試薬*. 塩基性フクシンの酸性溶液を亜硫酸
水素ナトリウムで脱色したもの. アルデヒドと結合して赤色ないし
赤紫色の化合物を生ずる. 糖は過ヨウ素酸で酸化* するとアルデヒ
ドを生成するので, シッフ試薬で薄層クロマトグラフィー* や電気
泳動* の分離物に糖を含むことを確認できる.

質量　_{しつりょう}　（mass）

　重力に左右されない物質の重さ.

質量数　_{しつりょうすう}　（mass number）

　1 つの原子核を構成する陽子の数（原子番号, その原子の化学的
性質を決め, 各原子を区別する基本となるもの）と中性子の数の
和. 原子番号が同じでも質量数の異なる, すなわち, 中性子の数の
異なる原子を同位体（isotope）という.

質量分析法　_{しつりょうぶんせきほう}　（mass spectrometry）

　分子をイオン化して質量* を測定する分析法. きわめて少量の試
料で信頼性のある分子量* が測定できる. 試料を高真空下でイオン
化し, 電磁気的に分離して検出* する. イオン化には, エレクトロ
スプレーイオン化法（ESI, electro spray ionization）, マトリック
ス支援レーザー脱離イオン化法（MALDI, matrix assisted laser
desorption ionization）等がある. 前者は, 溶媒* に溶解した試料
を高電圧のキャピラリー* かスプレー* し, 帯電した状態で液体か
ら溶媒を揮発させてイオン化した試料を得る方法である. 後者は,
試料とイオン化促進剤（マトリックス）を混ぜて結晶化し, これに
レーザーを照射することで試料をイオン化する方法（ノーベル化
学賞を受賞した田中耕一氏の手法に基づく）である. イオン化に
より生じたイオンは, 電場や磁場を利用し分離される. 分離装置
には, 電場中での振動の振幅の違いで分離する四重極質量分析計
（quadrupole mass spectrometer, QMS）や, 検出器までの一定の
距離を飛行するのに必要な時間の違いで分離する飛行時間型質量分
析計（time-of-flight mass spectrometer, TOF-MS）等がある. 分
離後イオンを検出器で検出し, 横軸に m/z（質量 / 電荷比）, 縦軸
にイオン強度で表されたものがマススペクトルである. このマス

ペクトルから，物質の同定ならびに定量ができる．質量分析法は，有機化合物の構造解析には欠かせない手法だけでなく，プロテオーム解析等にも使用されている．

自動酸化 (autoxidation)

油脂*の酸化機構．脂肪酸*残基*の2重結合している炭素の隣の水素原子（活性メチレン基）が解離してラジカル*（·$\dot{C}H$-CH=CH-CH_2·）が生成し，ついで酸素が付加して過酸化物ラジカルが生成する．さらに次の脂肪酸残基から水素原子を引き抜き，ハイドロパーオキサイド*となると同時に，また脂肪酸ラジカルを生成する一連の反応がおこって次々と酸化が進行する．この反応は，温度，金属，光，クロロフィル*やヘム化合物等の光感物質，酸素分圧，水分，リポキシダーゼ等の酸化促進物質（pro-oxidant），トコフェロール*やフラボノイド*等の抗酸化剤（anti-oxidant）の影響を強く受ける． →油脂の酸化

脂肪酸 (fatty acid)

カルボキシル基*（-COOH）を有する脂肪族（鎖式炭化水素）化合物．天然の脂肪酸は，偶数炭素数からなり，不飽和結合（2重結合等）を有するものを不飽和脂肪酸（unsaturated fatty acid），そうでないものを飽和脂肪酸（saturated fatty acid）という．植物油脂は動物油脂に比べて一般に不飽和脂肪酸含量が高く融点*が低い．低級脂肪酸はバターのように融点を低くし，ケン化*しやすい．脂肪酸組成は，油脂*試料をたとえば塩酸*を含むメタノール*中で加熱*してメチルエステル化（メ

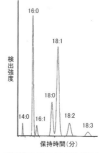

脂肪酸の GLC クロマトグラム

タノリシス，methanolysis）して脂肪酸メチルエステルとしガスクロマトグラフィー（GLC）*で，また，加水分解*後脂肪酸を誘導体*化して高速液体クロマトグラフィー*で分析できる．

→多価不飽和脂肪酸

絞り (stopper)

レンズの周辺部をさえぎって，レンズの実効口径を連続的に変化させる部品．顕微鏡*ではコンデンサーレンズ*に組み込まれている．目的の像を明瞭に観察するためには，入射する光の量を絞りで

適宜調節して，焦点深度を深くして像とバックグラウンドとのコントラストをつけるとよい.

視野 (field of view)

顕微鏡* による鏡検* で眼に入る範囲. 医学的には眼の視覚の感度分布. メカニカルステージの微動調整ねじを調節して，対象とするものが視野の中心になるようにする. 対物レンズ* の倍率が高いほど視野は小さくなる.

試薬 (reagent)

化学分析，化学的試験・検体，試料の調製* に用いる化学物質. 医薬品と区別する名称. 無機試薬，有機試薬，固体・液体・気体試薬等種々ある. 純度によって，標準試薬，試薬特級，試薬一級の区別もある. 分析の用途に応じた試薬の区別もあるので，適切な試薬を用いる必要がある.

弱塩基 (weak base)

水酸化アンモニウムのように，水に溶けて不完全解離（$NH_4OH \leftrightarrows NH_4^+ + OH^-$）する塩基. →強塩基

弱酸 (weak acid)

酢酸* のように水に溶けて不完全解離（$CH_3COOH \leftrightarrows CH_3COO^- + H^+$）する酸. 食品中の多くの酸は，有機酸* で弱酸. →強酸

JAS（規格） (Japanese Agriculture and Foresty Standard)

JAS 法* により定められた日本農林規格. JAS 規格制度により，飲食料等が一定の品質や特別な生産方法で作られていることが認められると，JAS マークが貼付される. 有機農産物および有機農産物加工食品は，JAS マークがないと「有機」「オーガニック」等の表示をして流通販売できない. 消費者が飲食料品等を選択する際の情報源となる. → JAS 法

JASマーク

有機JASマーク

特定JASマーク

生産情報公表
JASマーク

JAS 法 （**The Law Concerning Standardization, etc. of Agricultural and Forestry Products**）

農林水産物・食品およびその生産や取扱, 試験の方法を規格化して保証する制度の法律. 正式名「日本農林規格等に関する法律」. この法律に基づき日本農林規格（JAS 規格*）が定められている.

→ JAS（規格）

煮沸試験 （**boiling test**）

食品の簡便な鮮度判定法* の 1 つ. 試料に少量の水を加え, ふたをして煮沸する. ふたを取った瞬間の臭気を調べ, また液汁の味も調べたりする. 牛乳では, 加熱して凝固* 物を生ずれば鮮度低下の指標となる. 特に, 牛乳の 1/10 量の 0.5 mol/L KH_2PO_4 を加えて 5 分間煮沸する方法は, 鮮度低下による乳質の変化をよく評価できる.

→アルコールテスト

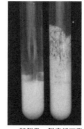

新鮮乳　鮮度低下乳

シャーレ （**petri dish**）

底が平らで, ふちが直立しているガラス製の円形の皿. ペトリ皿ともいう. 一回り大きい同形のものをふたとして用いる. 微生物* の培養* をはじめ反応容器, 試料の保存等広く用いられる. 滅菌*

シャーレ

済みのディスポーザブルなポリスチレン製もよく用いられる.

重金属 （**heavy metal**）

比較的密度* の高い（たとえば比重* 4 以上）金属. クロム, マンガン, 鉄, コバルト, ニッケル, 銅, 亜鉛, 水銀*, 鉛等. タンパク質* を沈殿* させるので, タンパク質の沈殿反応に用いる. 重金属実験廃液は下水に直接流してはいけない.

収差 （**aberration**）

レンズで像をつくるとき, 入射光が完全に一点に集まらない現象. 収差により像がぼやけたりゆがんだり（球面収差, spherical aberration）する. また, 色のにじみ（色収差, chromatic aberration）ができたりする. 顕微鏡観察のときに支障となるので, 対物レンズ* の収差をできるだけ補正したレンズ（アポクロマートレンズ*）を用いる.

シュウ酸 　　　　　　　　　　　　　　　　　　　　（oxalic acid）

（COOH)$_2$，分子量* 90.04．カルボキシル基* 2つからなる有機酸* で，通常2分子の水を取り込んで安定な結晶となる．2水和物の式量* は126.06で，1グラム当量は63.03 g．中和滴定* の1次標準溶液* として用いられる．カルシウムと不溶性の塩をつくるので，この反応は，シュウ酸またはカルシウムの定量* に利用される．食品にあってはカルシウムの吸収阻害の原因となる．

自由水 　　　　　　　　　　　　　　　　　　　　　　（free water）

純水と同様に水分子の運動の自由な水．遊離水ともいう．食品中の水分は自由水，束縛水（restricted water）と結合水* に分けられる．自由水は微生物* が利用できる水であるため，自由水の量が多い食品ほど水分活性* が高く，カビ* が生育して腐敗しやすい．束縛水は結合水ほどではないが食品成分とある程度相互作用している水分で運動性が限定されている水である．　　　　　　→水分活性

重曹 　　　　　　　　　　　　　　（sodium hydrogen carbonate）

炭酸水素ナトリウム* のこと．

収着 　　　　　　　　　　　　　　　　　　　　　　　（sorption）

気体，液体分子が物質表面に結合する吸着* と物質内部に浸透する吸収* が同時におこる現象．金属表面への吸着を除き，食品では収着が普通である．

終点 　　　　　　　　　　　　　　　　　　　　（terminal point）

試料溶液の成分と反応する濃度既知の溶液が加わり，当量* となった点．滴定* のときによく使われる用語．

収率 　　　　　　　　　　　　　　　　　　　　　　　　（yield）

理論収量に対する収量* の割合．たとえば，ある反応が順調に進めば目的物を 10 g（理論収量）得ることができるが，実際には8.4 g（収量）しか得られなかった．この目的物の収率は84% となる．

収量 　　　　　　　　　　　　　　　　　　　　　　（recovery）

ある反応により実際に得られた反応生成物（目的物）の量．収量は質量*，または物質量（モル）で表される．　　　　　　→収率

重量 （weight）
じゅうりょう

制止物体に作用する重力の大きさをいい，質量* と重力加速度の積に等しい．

重量減少率 （rate of weight loss）
じゅうりょうげんしょうりつ

加熱などの調理操作に伴う食品の重量減少率．食品成分表では重量変化率として示している．

重量分析 （gravimetry）
じゅうりょうぶんせき

試料中の成分を分離し，天秤* で秤った重さから目的物を定量* する方法．これには定量するべき物質を完全に沈殿させて回収しその質量* を秤ったり，逆に揮発除去して減量を測定するための一連の操作を含む． →容量分析，比色分析

主成分分析 （principal component analysis）
しゅせいぶんぶんせき

ある事項に影響する要因が多い場合，相関のある要因をまとめ，数個の総合的指標（主成分）に要約して分析する方法．

酒石酸 （tartaric acid）
しゅせきさん

$COOH \cdot CHOH \cdot CHOH \cdot COOH$，分子量* 150.09．1 グラム当量は 75.05 g．ワイン等の酸味の主成分である有機酸*．

酒石酸ナトリウム （sodium tartarate）
しゅせきさん

$COONa \cdot CHOH \cdot CHOH \cdot COONa$，式量* 194.05．無色の結晶で水に溶けやすい．エタノール* に不溶．食品の酸味料として使用される．

順位法 （ranking method）
じゅんいほう

官能評価* の手法の 1 つ．複数の試料について，ある特性の強さまたは好みの順位を答えさせる．

純水 （pure water）
じゅんすい

蒸留，イオン交換，膜ろ過等を行って不純物を除去した水．
→蒸留水，イオン交換水

昇華 （sublimation）
しょうか

固体が液体を経ないで直接気体になること．たとえばドライアイスで見られる．気体が液体にならず固体になる変化を凝結（reverse sublimation）という．凍結乾燥*は真空状態で氷の昇華を利用して乾燥する方法で，乾燥品の品質が良いとしてよく利用されている．

硝酸銀　　　　　　　　　　　　　　　　　　（silver nitrate）

$AgNO_3$，式量* 169.89．塩素イオン（Cl^-）と容易に結合して，難溶性塩*である塩化銀（AgCl）の白色沈殿を生ずる．溶液中のCl^-の検出や食品中の塩化ナトリウムの定量（モール法*）に用いられる試薬*である．硝酸銀を衣類，皮膚につけると褐色〜黒褐色の酸化銀のしみができる．ビュレット*などは希硝酸で，こぼしたときはチオ硫酸ナトリウム*溶液で洗い，次いで水洗いするとよい．

少糖類　　　　　　　　　　　　　　　　　（oligosaccharide）

オリゴ糖*のこと．　　　　　　　　　　　　　　　　→オリゴ糖

消費期限　　　　　　　　　　　　　　　　　　（use-by date）

安全に食べられる期限．食品表示法によって，弁当，サンドウィッチ，惣菜等傷みやすい加工食品に表示が義務付けられている．内閣府令では，「定められた方法により保存した場合において，腐敗*，変敗その他の品質の劣化に伴い安全性を欠くこととなるおそれがないと認められる期限を示す年月日をいう」とされている．

賞味期限　　　　　　　　　　　　　　　　（best before date）

品質が保持されておいしく食べられる期限．食品表示法によって，スナック菓子，カップ麺，缶詰，その他の比較的傷みにくい加工食品に表示が義務付けられている．内閣府令では，「定められた方法により保存した場合において，期待されるすべての品質の保持が十分に可能であると認められる期限を示す年月日をいう．ただし，当該期限を超えた場合であっても，これらの品質が保持されていることがあるものとする」とされている．

蒸留水　　　　　　　　　　　　　　　　　（distilled water）

加熱*して発生した水蒸気を冷却することで不純物を除いた水．水に溶存する不純物のうち不揮発性物質は加熱しても気体とならないので，除去できる．また，水と沸点が異なる揮発性物質も，最初に蒸留されてくる初留と最後の蒸留区分（後留）を除くことで除去できる．純度が特に要求される場合は，ガラス*製の蒸留器で蒸留水を再蒸留した再蒸留水（redistilled water）を用いる．

ショートネス，ショートニング性　　　　　　　　(shortness)

　噛んだときの歯切れ良く砕けやすい性質．クリスピー性（crispness）ともいう．クッキー，ビスケット，クラッカー，ウエハース，パイなどのおいしさにはこの性質が不可欠である．油脂*の割合配合によって影響を受ける．油脂の疎水性によって，グルテン*の網目構造やデンプン*の膨潤*が妨げられてドウ*は粘りにくくなり，焼成後サクサクしたテクスチャー*を示す．この測定にはショートメーター（shortmeter）が用いられる．

食塩試験紙　　　　　　　　　　　　　　　(salt test paper)

　塩化ナトリウムの検出*に用いる試験紙．クロム酸カリウム溶液に硝酸銀*溶液を当量*加え，生成したクロム酸銀の赤褐色沈殿に
アンモニア水を加えて溶解する．この溶液にゼラチン*を加えてろ紙*片を浸した後乾燥して食塩試験紙とする．試験紙の色は灰褐色〜茶褐色．試験紙は塩素イオンを含む液に触れると塩化銀が生成して，その部分が白〜淡黄色に変色*する．食品の断面を押し当てると塩化ナトリウムの浸透*度が評価できる．

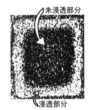

食塩の浸透度

食塩濃度計　　　　　　　　　　　　　　　　(salt meter)
　　　　　　　　　　　　　　　　　　　　　　　→塩分計

触媒　　　　　　　　　　　　　　　　　　　　(catalyst)

　自らは化学反応しないが，反応速度に影響する物質．通常反応の活性化エネルギーを低下させ，反応を促進するものをいう（正触媒）．タンパク質*触媒の場合は酵素*という．反応を遅らせるものを負触媒という．

食品ロス（率）　　　　　　　　　　　　　　　(food losses)

　食品を廃棄すること，また，その廃棄率．調理時に廃棄部位を過剰に廃棄する「過剰除去」，賞味期限*切れ等により料理の素材または食品を使用・提供せずに廃棄する「直接廃棄」，調理後食べずに廃棄する「食べ残し」に分類している．食品ロス率は，食品ロス率(%)＝｛食品ロス量(g)/食品使用量(g)｝×100 で求める．ここでの食品使用量とは，食材または食品の可食部重量のことをさす．2014 年の賞味期限が過ぎて破棄される国内の食品ロスは 621 万 t

に上り，世界全体の食品援助量の約 1.9 倍に匹敵する．

食物繊維 （dietary fiber）

ヒトの消化酵素で分解できない難消化性成分．DF と略される．細胞壁の構造成分であるセルロース*，ヘミセルロース*，ペクチン* 質，リグニン，キチン*，寒天*，植物ガム，グルコマンナンなどの粘質物の他，微生物が産出する多糖であるキサンタンガム，カードラン，その他セルロース誘導体等がある．整腸作用，コレステロール* 低下作用等種々の機能が知られている．不溶性食物繊維，高分子水溶性食物繊維と低分子水溶性食物繊維に区分され，酵素・重量法であるプロスキー変法* で前 2 者が，酵素 -HPLC* 法では全食物繊維が定量* される． →プロスキー（変）法

除タンパク （deproteination）

試料溶液からタンパク質* を除く操作．加熱* して凝固*・沈殿* させたりタンパク沈殿剤を加えて沈殿させ，ろ過* や遠心分離* で除く．タンパク沈殿剤には，トリクロロ酢酸*，有機溶媒* などがよく用いられる．物理的方法としては限外ろ過* や透析* が利用される．

ショ糖 （sucrose）

$C_{12}H_{22}O_{11}$，分子量* 342.30．慣用名，砂糖．ブドウ糖* と果糖* からなる二糖類* で非還元糖*．スクロースまたはシュークロース．優れた甘味をもち，サトウキビ，テンサイから製造する．溶解度* が非常に高く，過飽和溶液* をつくりやすい．食品にテリを与える効果もある．160℃ で融解してあめ状になり，200℃ でカラメル化* して褐色となる．砂糖溶液は煮詰め温度により 102~103℃ でシロップ，113~115℃ まで煮詰め 40℃ まで冷却し，撹拌するとフォンダン*，115~120℃ で砂糖衣，140~160℃ で抜糸*，160~170℃ でべっこう飴，170~180℃ でカラメルとなる．

→バァス，カラメル化

シリカゲル （silica gel）

非晶質のケイ酸（SiO_2 / nH_2O）．非常に多孔質で，水蒸気等のガスや種々の物質を吸着* するので，乾燥剤やクロマトグラフィー* 用の担体* として利用される．コバルトイオンを含むものは，乾燥時青色，吸湿時ピンク色となる．吸湿したシリカゲルは，120~140℃ で 2 時間乾燥して再生する．コバルトに発がん性があ

ることから，砕けた粉末を吸い込まないように注意する．コバルトを含まないが水分*の吸脱着で同様に変色*するネオブルーというシリカゲルもある．

試料用ゲル (sample gel)

電気泳動*に用いるゲル*．分析する試料を含み濃縮用ゲル*に重層するゲル．濃縮ゲルに同じく分離用ゲル*に比べてゲル濃度および泳動用緩衝溶液*のpHが低くなっている．このゲルを用いない場合には，ショ糖*を加えて比重*を高めて泳動用緩衝液と混ざり合わないようにする．

真菌 (fungus)

運動能力も光合成能力ももたない真核細胞生物．通常，もっぱら単細胞で生活するものを酵母*，糸状体を形成するものをカビ*，大型の子実体を形成するものをキノコ*と称する．無性生殖しか行えない不完全世代と，有性生殖を行う完全世代が存在する．パン酵母やコウジカビのように，食品製造上不可欠なものも多いが，病原菌をもつものや，毒素を出すものもある．

真空グリース (vacuum grease)

真空装置に用いる半固体またはペースト状の気密保持の潤滑剤．シリコーンオイルにシリカ微粉末等を配合したグリース状の製品で，熱酸化安定性，化学安全性が高く高真空でも使用できる．真空デシケーター，真空バルブ，真空コック等に用いられる．通常の器具のスリ合わせ面の潤滑や密着には，ワセリン*を用いる．

真空調理 (vacuum packed pouch cooking)

下処理した食材を調味料とともに袋に入れて真空包装し，湯せんやスチームコンベクションオーブン*等を用いて比較的低温で加熱*する調理法．食肉・魚介類は55~65℃で長時間加熱をすることで肉質が軟らかく仕上がり，風味を保持しやすい．微生物*の増殖を防ぐため，90分以内に3℃以下に急速冷却し，チルド0℃保存もしくは冷凍する．

浸漬 (immersion)

溶媒の中に固体（固形物）を入れる（入れておく）こと．

伸展性　　　　　　　　　　　　　　　　　　　　　（extensibility）

応力*によって食品が伸びる性質．素材に加える副材料によって伸展性は変化し，たとえば砂糖（ショ糖*）はドウ*に伸展性を与える．

浸透　　　　　　　　　　　　　　　　　　　　　　　（osmosis）

液体が濃度差により物体内部に入り込む現象．半透膜や細胞膜を境に2つの液体が接すると濃度の低い方から高い方に溶媒*が移動する．この圧力を浸透圧（osmotic pressure）という．高分子*溶液では浸透圧を測定して分子量*を求めることができる．漬物の水出しによる脱塩，振り塩による脱水*もこの作用による．圧力を加えて濃度の高い方から低い方に溶媒を逆に移動させることを逆浸透（reverse osmosis）といい，液状食品の濃縮*，脱塩に用いられる．

振盪機　　　　　　　　　　　　　　　　　　　　　　（shaker）

水平往復，垂直往復や旋回させて溶液を揺り動かす装置．試薬*の調製*，抽出*処理，酵素*消化実験，培養等広く用いられる．振盪や旋回速度が可変なタイプが多く，振盪する容器の形状や大きさに応じた種々の振盪機があり，水槽を設けて温度が制御できる恒温振盪機もある．
　　　　　　　　　　　　　　　　　　　→恒温（水）槽

水銀　　　　　　　　　　　　　　　　　　　　　　（mercury）

Hg，原子量*200.59の常温*で液体の重金属*．融点*-38.87℃，沸点*356.58℃．多くの金属と合金（アマルガム）をつくる．温度計*，気圧計，スイッチ，水銀ランプ等に用いる．蒸気は有害なので，水銀の上に水を重層して密栓して保存する．水銀塩はタンパク質*を沈殿*させるので，タンパク質の沈殿反応に用いる．熱分析*のマイナス温度領域の温度（-38.9℃）や熱量（11.5 J/g）の校正*用の熱標準物質としても使われる．

水酸化ナトリウム　　　　　　　　　　　　（sodium hydroxide）

NaOH，式量*40.00．水溶液は強い塩基性を示す．潮解性*で空気中の炭酸ガス*を吸収して炭酸塩となる．一度に多量を水に溶かすと固形化しやすく，強く発熱するので，容器や溶媒を冷却し適量が溶け終わってから順次溶解するとよい．pH*の調整*，中和*の試薬*や，炭酸ガス吸収剤，乾燥剤として用いる．炭酸塩を含み潮解性なので，中和滴定*用の試薬*として用いるときは精確な濃度を第1次基準物質のシュウ酸*で標定*してから使用する．

水素イオン濃度指数　　　　　　　　　　　(hydrogen ion exponent)

　溶液 1 L 中に存在する水素イオンのグラム当量* の逆数の常用対数値. これを pH* という. 純水は 1 気圧, 25℃ で 10^{-7} グラムイオン/L の水素イオンが存在するので, pH は 7.0 となる. したがって, pH 7.0 を中性とする. pH<7 を酸性, pH>7 をアルカリ性とする.

水素結合　　　　　　　　　　　　　　　　(hydrogen bond)

　F, N, O 等電気陰性度（結合している原子が結合電子を引きつける強さ, electronegativity）の大きい原子に結合した水素原子が, 電気陰性度の大きい他の原子の非共有電子対に近づくときにできる結合. 結合エネルギーはファンデルワールス力と共有結合* の中間. 結合力は弱いが多数形成されるのでタンパク質* の高次構造やデンプン* のミセル* 構造, ゼラチン* のゲル* 構造の形成や維持にも関わっている.

炊飯　　　　　　　　　　　　　　　　　　(rice cooking)

　米を加水し加熱* して飯にすること. 洗米, 加水, 浸漬*, 加熱（温度上昇期, 沸騰期, 蒸し煮期, 蒸らし期）の工程により, デンプン* は糊化* してゲル* 様の状態となる. 炊き込み飯では, 吸水速度の低下を防ぐため吸水後に調味料を加えるとよい.　　→老化

水分　　　　　　　　　　　　　　　　　　(moisture)

　物質が保有している水の量. 一般には, 105~110℃ で加熱* 乾燥した重さが恒量* に達したときの減量から求める. 一般分析* 項目の 1 つ. 加熱で変質する試料は, 減圧して加熱温度を下げて乾燥（減圧乾燥, drying under reduced pressure）するとよい. 液体試料は, あらかじめホットプレートや湯浴* でおだやかに加熱して乾固してから行うとよい.

水分活性　　　　　　　　　　　　　　　　(water activity)

　その温度における食品の示す蒸気圧 (P) と純水* の蒸気圧 (P_o) の比（A_w と略記. $A_w=P/P_o$）. 水分活性は食品中の自由水* 量の指標と考えられ, 微生物* が利用しうる水分の程度として, 食品保蔵の尺度に用いられる. 純水* の A_w は 1 であるが, 食品は多くの成分が存在するので 1 より小さくなる. 一般の細菌は A_w が 0.90 以下, 酵母では 0.88 以下, カビでは 0.80 以下では発育しない. 糖のように水和* 能の高い物質を加えると自由水を結合水* や束縛水に

変えられるので，全水分量を変えずにA_wを下げて保存性を高めることができる．A_w 0.65~0.85の食品を中間水分食品という．水分活性は，コンウェイ*の外室に種々の飽和塩溶液（温度一定で一定湿度*を与える）を加え，内室にトレーに入れた試料をセットして所定条件で静置後試料の重さを量り，試料の重さの増減のない相対湿度を求めることで測定できる．　　　　　　　→自由水，結合水

すいぶんけい
水分計　　　　　　　　　　　　　　　　　　　（moisture meter）
　水分*を測定する機器．カールフィッシャー水分測定装置，赤外線水分計*，近赤外線反射水分計等がある．　→水分，赤外線水分計

すいわ
水和　　　　　　　　　　　　　　　　　　　　（hydration）
　水溶液中の溶質が水分子を結合すること．水素結合*や静電的相互作用で水分子が溶質分子に捕捉されている状態．水ではない場合は溶媒和という．　　　　　　　　　　　　　　→結合水

スクロース　　　　　　　　　　　　　　　　　（sucrose）
　ショ糖*のこと．シュークロースとも呼ばれる．

すだち　　　　　（cavity state, crumb grain, citrus sudachi）
　食品の表面や内部に空気や水分等の気体により作られた空洞の状態．卵豆腐やカスタードプディングなどの卵料理の空洞状態（cavity state）で，加熱*温度が高すぎると表面や内部に空気や水分が通り抜けた跡が残る．85℃で緩慢に加熱すると，すだちが少なく
りしょう
離漿*が少ないゲル*になる．豆腐を水中で5~10分加熱するとすだちがおこるが，0.5%の食塩水で加熱するとすだちが防止できる．焼成したパンの気泡孔もすだち（crumb grain）といい，均一で気泡膜が薄いパンが品質良好である．食塩（塩化ナトリウム*）はグルテン*をひきしめ，ガスの保持力を増してパンのすだちを細かくする．またミカン科で徳島県が産地の柚子の近縁品種もすだち（酸
橘 *Citrus sudachi*：citrus sudachi）という．果汁や果皮をおろして多くの調理・菓子類に用いられる．

スターラー　　　　　　　　　　　　　　　　　（stirrer）
　電動で試料液を撹拌する器具．撹拌棒をモーターで回転させるタイプと，棒状の磁石をスターリングバー*として試料液に入れ，外部の磁石を小型モーターで回転させて撹拌するタイプがある．小容量の場合は後者が用いられる．　　　→マグネチックスターラー

スターリングバー　　　　　　　　　　　　　　　（stirring rod）

試料液の撹拌に用いる棒状の磁石．撹拌子ともいう．試薬に侵されないようにテフロン*でカバーされていて，スターラー*とともに用い，長さ1~10 cm，径1~10 mm程度の棒状（角形，丸型），球状等種々のサイズと形状のものがある．

ズダンⅢ染色（せんしょく）　　　　　　　　　（Sudan Ⅲ staining）

組織内の脂肪*部分を染色する方法．中性脂肪*を橙色~赤色に染色する．脂質*はパラフィン*等に包埋*できないため，凍結切片とする．ズダンⅢは乳鉢*中で70%エタノール*とよく混ぜ加湿*して溶解し，使用時ろ過して用いる．プレパラート*はカバーガラス*の周囲をエナメル質で固めると数日は保存できる．

スチームコンベクションオーブン　　　（steam convection oven）

強制対流式オーブン（コンベクションオーブン）に蒸気発生装置を付けて蒸し加熱*機能も備えた加熱調理機器．発生させた蒸気を加熱して過熱水蒸気*（100℃以上に熱した水蒸気）にすることにより蒸し加熱が可能で，オーブンの熱風加熱機能も併せもつ．蒸す，焼くのほか，煮る，炊く，炒める操作もできる．熱風加熱に比べて加熱初期に食品表面に熱が加わるため，熱伝達速度が速く加熱時間が短縮できる．

→過熱水蒸気

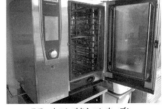

スチームコンベクションオーブン

スティーブンスの（ベキ）法則（ほうそく）　　（Stevevs' power law）

刺激に対する人間の感覚強度（E）は刺激強度（R）のベキ乗に比例して増加することを述べた法則．$E = K \cdot R^n$の式で表される．両対数グラフ上では直線となり，直線の傾きがベキ数となる．ベキ数（指数）が1では刺激の強さと感覚の強さは比例する．n>1では刺激の強さが増すと感覚の強さは急激に増加し，反対にn<1では刺激の強さが増すと感覚の強さは緩慢に変化する．官能評価*においては，マグニチュード評価法（分量評価法：感覚強度を倍数で評価する方法）を用いる場合に適合することが多い．

→ウェーバー・フェヒナーの法則

ストレッカー分解　　　　（Strecker degradation）

アミノ・カルボニル反応*やカラメル化*反応の中間におこる褐変*臭を生成する反応. 加熱*香気の生成に欠かせない.

スパチュラ（スパーテル）　　　　（spatula）

小型の薬さじ*. 通常, 耳かきより少し大型で, スプーンの反対側がへらになっている.

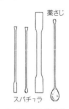

スパチュラと薬さじ

スプレー　　　　（spray）

試薬*や溶液を噴霧すること, また, その器具. 多くはガラス*製で, 2連球で空気を送って噴霧する. 微小液滴径で噴霧できるスプレーガンを用いると, 薄層クロマトグラフィー*やペーパークロマトグラフィーの展開スポットが均一で鮮明に発色して定量*性が上がる.

スプレーと2連球

スペクトル　　　　（spectrum）

強度, 線, 幅等の物理量を大きさの順に並べたもの. ある物質の光の吸収の度合（吸光度*）をその波長に対してプロットしたものを吸収スペクトル*という. 抗菌剤が一群の微生物*に対して作用を示すとき, その範囲を抗菌スペクトルという. →吸収スペクトル

スポット　　　　（spot）

薄層クロマトグラフィー*やペーパークロマトグラフィーで試料をキャピラリ*に吸い上げ固定相*につける（負荷する）こと. また, クロマトグラフィー*で分離された点や帯状物.　　　　→R_f

スライドガ（グ）ラス　　　　（slide glass）

プレパラート*を作成するとき使う試料を保持するガラス*板. 染色*したりするので, 化学薬品に対する抵抗性があり, 平面性に優れどの部分も性状が一様でなければいけない. ガラス面は素手で触れないように切り口をもつようにする. ゴミが付着している場合ははけ立たない専用のペーパーでみがく.　　　　→カバーガラス

スラブ電気泳動　　　　（slab electrophoresis）

平板ゲルを使用したポリアクリルアミド電気泳動*. 緩衝溶液*中にゲル*を水平に沈めるタイプとゲルを縦に置くタイプがある. 多くの試料が1枚のゲルで泳動でき, ゲルを乾燥して保存できる

などの利点が多く，最も頻繁に使われている電気泳動である．分離した成分を容易に PVPF 膜などに転写できる．

→ SDS- アクリルアミドゲル電気泳動，ディスク泳動

スラント　　　　　　　　　　　　　　　　（**slant agar culture**）

スラントの作り方

斜面寒天培地の略称．試験管* 内で斜めに寒天* を固めた培地*．微生物* 株の保存用に用いられ，微生物保存機関等から分与される微生物は，この培地に植えられた状態が多い．

スラント
（斜面寒天培地）

ずり応力　　　　　　　　　　　　　　　　（**shearing stress**）

物体の面に対する垂直（法線）応力（単位面積あたりの力）．せん断応力ともいう．　　　　　　　　　　　　　　　→粘度

ずり速度　　　　　　　　　　　　　　　　（**shear velocity**）

流動速度に場所による差がある場合に，その速度差を流動方向に垂直な単位長さあたりに換算した値．せん断速度ともいう．→粘度

スルホサリチル酸　　　　　　　　　　　　（**sulfosalicylic acid**）

$C_7H_6O_6S$，分子量* 218.18 の針状晶．水から再結晶* したものは 2 分子の結晶水* を含む．タンパク質* を沈殿* 凝固* させるので，タンパク質の検出* や除タンパク* に用いる．

すわり　　　　　　　　　　　　　　　　　（**suwari**）

魚肉に食塩（塩化ナトリウム*）を約 2~3% 加えてすり潰したすり身を，常温で保持したときに粘弾性* のあるゲル* を形成する現象．かまぼこの製造には必須．　　　　　　　→アクトミオシン

静菌　　　　　　　　　　　　　　　　　　（**bacteriostasis**）

微生物* の活動を止めて増殖を防止すること．低濃度のエタノール* や高濃度の糖には静菌作用がある．ブドウ糖* と果糖* を主成分とするハチミツ（honey）などは糖濃度が高いので，そのままでは腐らないが，病原菌が生き残っている場合があり，抵抗力の弱い病人や老人，乳児でまれに病気の原因になることがある．特に 1 歳未満の乳児は，ボツリヌス症の危険からハチミツを控えた方がよい．また，静菌状態にある微生物は，通常の殺菌剤や滅菌* 法では死滅しない場合もあるため注意を要する．

生菌数 (せいきんすう) (viable count)

　食品などの試料中に存在する生菌の数. 簡便には, フードスタンプ (専用容器に一般生菌用培地を分注し固めたもの) に検体* 表面を押しつけた後, 24 時間培養 (37℃) し, コロニー* 数を測定する. 100 個以上のコロニー数で検体は重度に汚染されていると評価される. 生菌も死菌も同時に染色して鏡検* する方法は総菌数測定法 (total bacterial cell count method) といい, 生菌数測定法と区別する.

赤外線 (せきがいせん) (infrared rays)

　可視光線* の中の赤色光より波長の長い光. 波長 780 nm (＝0.78 μm)～0.1 cm の光. 波長の長い赤外線は遠赤外線* といい, 熱線として利用される. 波長の短い赤外線は近赤外線* といい果実の糖度センサー, がんの診断, リモコン等に利用される.

　　　　　　　　　　　　→近赤外線, 遠赤外線, 赤外分光分析

赤外線水分計 (せきがいせんすいぶんけい) (infrared moisture meter)

　赤外線* ランプで加熱* しながら上皿天秤で水の蒸発量に応じて水分* を計測, 表示する簡便な水分計.　　　　→水分, 水分計

赤外線水分計

赤外分光分析 (せきがいぶんこうぶんせき)
(infrared specteroscopic analysis)

　赤外線* を利用した試料の構造解析や定量* を行う分析方法. 物質は, その分子の結合の振動や回転運動のエネルギーに見合った特定の波長の赤外光を吸収* する. そのため, 吸収された赤外光の波長や, 透過光または反射光の量を測定して, その物質の官能基の同定* や, タンパク質* 等の立体構造の解析に用いることができる. 吸収スペクトル* は, 波長の代わりに波数 (wave number, 波長分の 1 (cm^{-1}, カイザー)) を単位に用いて横軸にとり, 縦軸に吸収強度をとって表し, そのピークの高さや面積から定量することもできる.

析出 (せきしゅつ) (deposition)

　今まで溶けていたものが溶けきれず沈殿*, 沈着すること. 溶液の温度を下げたり, 濃縮したり (再結晶*), 塩を加えたり (塩析*), pH* を調整したり (等電点沈殿*), エタノール* 等の有機溶媒* を加えたり (アルコール沈殿) すると析出することが多い.

セサモリン (**sesamolin**)

ゴマ油に含まれる不ケン化物* の１種で，これを加水分解* すると セサモール* が得られる．焙煎して得られるゴマ油では，セサモリンが加水分解されセサモールが生ずる．塩酸およびフルフラールを加えて撹拌するとセサモリンは赤色に呈色するのでゴマ油の混入の簡易判定ができる．焙煎せずに製造したゴマ油（たとえば太白油）も陽性を示す．

セサモール (**sesamol**)

ゴマに存在するリグナン類の１つであるセサモリン* が加水分解* されて得られる抗酸化物質．ほかにセサミノール，セサモリノール，ピノレジノール等のリグナンがある．ゴマを焙煎するとごま油中の遊離脂肪酸が触媒* の役割を果たし，セサモリンが加水分解されてこのセサモールが生ずる．焙煎せずに調製* されたゴマ油（たとえば太白油）では，精製工程で用いられる酸性白土* に触媒されてセサモリンからセサミノールが生じる．セサミノールもセサモール同様抗酸化性が強い．

接眼レンズ (**eyepiece lens**)

顕微鏡* のレンズで目に接するレンズ．対物レンズ* で拡大した倒立実像をさらに 5~20 倍拡大して正立虚像を作る． →鏡検

セッケン (**soap**)

脂肪酸* のアルカリ塩．動植物性油脂* のケン化* で得られ，セッケン水は弱アルカリ性を示す．洗浄* 剤として日常よく用いる．

絶対閾値 (**absolute threshold**)

→閾値

切片 (**slice**)

顕微鏡* 観察で光が透過するくらいに薄くした試料片．この操作を薄切* といい，ミクロトーム* を用いる．薄切した試料片を切片という．試料は凍結したり，ホルマリン* やグルタルアルデヒドで固定* したりして薄切するとき形が崩れないようにする．実験データの解析では，回帰した直線や曲線が y 軸および x 軸と交わる点（intercept）を，それぞれ y 切片および x 切片という．

セマンティック・ディファレンシャル法
(semantic differential method)

製品のコンセプトの印象・特性を描写する官能評価* 法. SD 法, 味微分法, 意味測定法ともいう. 具体的な色, 形, 音, 味, 匂い等について, 反対語を両端においた 5~7 段階の評定尺度を 10~30 個程度用いてイメージ化する.

セライト (celite)

ケイソウ土の 1 種. ろ過* 助剤, 清澄剤としても用いられるほか, 吸着* 剤としてタンパク質* の分別* にも用いられる.

ゼラチン (gelatin)

ホ乳動物や魚類のコラーゲン* を水とともに加熱* して調製* した可溶性タンパク質. 皮や骨を原料として飽和水酸化カルシウム溶液によるアルカリ処理や酸処理をした後, 50~100℃ で段階的に熱水抽出して得る. 前者をアルカリ処理ゼラチン (alkali-treated gelatin), 後者を酸処理ゼラチン (acid-treated gelatin) という. グリシン, プロリン, ハイドロキシプロリンを多く含み, トリプトファンを欠く等, アミノ酸* 組成が偏り栄養的価値は低い. 冷水には膨潤* するのみで, 加温* すると溶けて粘性* のあるゾル* となり, 冷却すると粘弾性* のあるゲル* となる. 熱凝固* せず, 通常濃度の除タンパク剤* では沈殿* しない. 種々の物質とよく溶け合う性質 (相溶性, compatibility) に優れる. 保水剤, 増粘剤, 安定剤*, ゲル* 化剤, 写真乳剤, カプセル等に利用する.

セラミック金網 (ceramic gauze)

ガスバーナー* で加熱* する容器を保持するための補助具. 三脚* にのせて使う. 湯浴* を使うときにはセラミック金網* は使わない.

ゼリー強度 (jelly strength)

ゼラチン*, 寒天*, デンプン* 等のゲル化剤を用いて調製* したゼリー (ゲル*) 状食品の破断強度. ゲル* 強度ともいう. レオメーター*, カードメーター* 等で測定される. ゼリー強度は素材, 副素材の種類と濃度, pH*, 加熱*・冷却温度, 保存時間等で変動する. たとえばゼラチンゼリーの破断応力* は, ゼラチンやショ糖* を添加すると濃度に依存して増大し, レモン果汁では低下する.

セリバノフ試薬　　　　　　　　　　　　　（Seliwanoff's reagent）

ケトース*の呈色*反応に用いる試薬*．レゾルシン 0.05 g を濃硫酸 50 mL に溶かし，同量の蒸留水*を加えた試薬．

セリバノフ反応　　　　　　　　　　　　　（Seliwanoff's reaction）

ケトース*の呈色反応*．セリバノフ試薬*を加え加熱*すると，ケトースは酸により優先的にフルフラール誘導体となり，レゾルシンと反応して赤色～赤褐色を呈する．果糖*は 0.001% まで検出でき，ショ糖も 1 分子の果糖を含むので同様の反応を示す．ブドウ糖*などのアルドース*は長時間の加熱で弱く反応する．

セル　　　　　　　　　　　　　　　　　　　（cuvette）

光の吸収状態を分析するための試料を入れる小容器．角形，円筒形等種々あり，2 面または全面透明のものがある．セルの中で反応を行わせることもある．溶液量によって標準，セミミクロセル，ミクロセル，連続測定用のフローセルもある．いずれも光路長に注意する．材質は紫外部から赤外部まで測定可能な石英，可視部に適するガラス*，プラスチック等がある．使用波長や溶媒によって選択する．光路面は素手で触れてはいけない．生物学上のセル（cell）は細胞の意味．　　　　　　　　　　　　　　→分光光度計

セルロース　　　　　　　　　　　　　　　（cellulose）

ブドウ糖*（グルコース）が多数 β-1, 4 グルコシド結合した繊維状不溶性高分子．β-1, 4 グルカン．高等植物の細胞壁の主成分の構造多糖で，植物体の 30~50% を占め，地球で最も多量に生産される炭水化物*である．酸や酵素*分解して難消化性のオリゴ糖*（セロオリゴ糖）も作られる．　　　　　　　→繊維の定量，プロスキー変法

繊維の定量　　　　　　　　　　　　　　　（determination of fiber）

植物性食品の細胞壁成分であるセルロース*を定量*すること，また，その方法．繊維は希酸，希アルカリで容易には加水分解されないので，植物性食品試料の一定量を 1.25% 硫酸で 30 分間加熱処理し，残渣をさらに 1.25% 水酸化ナトリウムで加熱処理後，不溶物を乾燥秤量する．さらにこれを灰化*し，灰分量を差し引いて繊維量を求める方法．　　　　　　　　　　　　　　　→食物繊維

洗液　　　　　　　　　　　　　　　　　　　（washed water）

器具に付着した液や物質を洗浄するために加えて洗い込んだ液．

液体を別の容器に移し替えるときは，ロスを防ぐために洗液を集めて一緒にする．普通少なくとも3回以上洗い込む．

旋光度 せんこうど (optical rotation)

　物質が光の振動面を曲げる度合．光は様々な方向に振動しているが，ニコルプリズム等の偏光板を通すと1平面上に振動する光だけを取出せる．この光を偏光といい，その振動面を回転させることを旋光という．この回転した角度が旋光度である．偏光面を右に回転させる性質を右旋性，左に回転させる性質を左旋性という．偏光をキラル（立体構造が鏡像関係にあり重ね合わせられない）化合物の溶液に当てると，偏光面が傾く性質がある．この性質を利用して，単糖*が環状構造をとって生じるα型とβ型の2種の光学異性体（アノマー，anomer）が区別でき，また，溶液中で旋光度が変化する変旋光*を起こすかで，還元糖*であるか否かの判別ができる．タンパク質*のα-ヘリックスのような立体構造が崩壊すると旋光度が変化するので，変性*や構造安定性を知ることができる．

穿刺培養 せんしばいよう (stab culture)

　寒天*培地*を用いた嫌気性細菌*の簡易培養法．寒天培地に少量の菌をつけた白金線を差し込んで接種する．寒天内部の培地はほとんど酸素がないため，特別な装置を用いなくても嫌気性細菌の培養が可能となる．　　　　　　　→白金耳

穿刺培養の発芽の例

洗浄 せんじょう (washing)

　ガラス*器具等の表面についている汚染物質を洗い落すこと．器具の洗浄の前に手を洗い，器具の内側も外側もよく洗うことが大切である．洗浄には汚染物質の種類に応じて中性洗剤*，クレンザー*，有機溶媒*等の洗浄剤（detergent）を選択する．

染色 せんしょく (staining)

　目的物質を染料で染めること．顕微鏡*観察の場合，切片*にした組織や細胞の構造を染め分けて観察しやすくする．たとえば，細胞核はヘマトキシリン*染色（hematoxylin staining）で青色にバックグラウンドはエオシン染色（eosine staining）で赤紫色，多糖類*の部分はPAS染色（PAS staining）で赤紫色，タンパク質*はアクロレイン・シッフ染色（acrolein-Shiff staining）で赤紫色，脂質*部分はズダン染色*で赤色に染色できる．微生物*を染色す

ることもある．また，電気泳動* で分離したタンパク質や糖は，それぞれクマシーブリリアントブルー（CBB）やシッフ試薬* で染色できる．　　　　　　　　　　　　　　　　　　→普通染色

鮮度判定（法） （freshness evaluation（method））

　物理的方法，化学的方法，細菌学的方法，官能的方法等で食品の鮮度を判定すること，またその方法．たとえば卵の比重*，卵黄係数*，卵白係数*，アルコールテスト*（乳の鮮度），煮沸試験*，酸度*，揮発性窒素，生菌数*，pH*，K 値*（魚介類の鮮度）の測定，色，味，香りの官能評価*，手・指での触覚等多くの方法がある．いずれの場合にも簡単に速く判定することが必要である．

潜熱 （latent heat）

　物質の相転移（固体 ⇆ 液体 ⇆ 気体（融解*，凝固*，蒸発，凝縮），固体 ⇆ 気体（昇華*，凝結））に必要な熱量．温度変化はともなわない．蒸す調理操作は，蒸気が食品の表面で同温度の水になるときに放出される凝縮熱によって食品が加熱される．　　→顕熱

相関関係 （correlatoin）

　2 種類のデータの関係性の程度を表す統計学的な指標．たとえば，気温とアイスクリームの売上をグラフにプロットしたとき，両者の間にどの程度の関係性があるのかを示すものである．相関係数（r）は，-1 から 1 までの値で，-1 に近いと負の相関が強く，1 に近いと正の相関が強いことを表していて，どちらもデータのバラツキ（分散*）が小さく，両者の関係性を表す回帰曲線に測定データがよく一致することを示す．$r = 0.7～1$ のとき，かなり強い相関がある，$r = 0.4～0.7$ のとき，やや相関がある，$r = 0.2～0.4$ のとき，弱い相関があると考えられ，0 に近いときは両者のデータに関係性はないことを示す．エクセルの近似曲線分析ソフトで求まる決定係数（determination coefficient）は，0～1 の値を取り同様の意味をもつ．直線性の関係がある場合相関係数の自乗（r^2）に一致する．

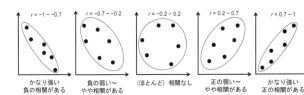

相殺効果　　　　　　　　　　　　　　　　　(effect of offset)

　抑制効果ともいわれ，2種類以上の呈味物質を同時に味わうと一方の強さが他方より弱められる効果．たとえば，コーヒーにミルクを入れると酸味や苦みが弱くなる．

走査（型）電子顕微鏡　　　(scanning electron microscope, SEM)

　表面構造を立体的にとらえる電子顕微鏡．加速した電子線を集束レンズで細く絞って試料表面を走査し，発生した反射してくる2次電子を増幅して画像を映し出す．試料表面に炭素や金属を薄く蒸着して伝導性を高めるが，生物や食品試料は電子線による損傷を受けやすいので加速電圧を上げ過ぎないように注意する必要がある．電界放射型走査電子顕微鏡は，10 kV程度の低加速電圧でも高分解能で観察でき生物試料の高倍率観察に適している．　　　　→顕微鏡

総酸　　　　　　　　　　　　　　　　　　　　(total acid)

　含まれる種々の酸のうち最も多量に含む酸の含量として表す表し方．中和滴定*による食品の酸度*の測定結果を表わすときに使う．

相乗効果　　　　　　　　　　　　　　　　　　(synergism)

　2種類の呈味物質を同時に味わうとき，個別の味の強さの和よりも強い味を示す現象．これを利用したものにL-グルタミン酸とイノシン酸*（Na塩）の旨み成分を配合した旨味調味料がある．

阻害剤　　　　　　　　　　　　　　　　　　　(inhibitor)

　酵素*の特定部位に結合して酵素の触媒*作用を阻害する物質．阻害剤には可逆的に結合するものや共有結合で不可逆的結合するにものがあり，金属などの無機物，生物由来の物質，合成物質等種々ある．一般酵素実験で失活*させるために用いるほか，医薬や抗菌剤としても用いられる．

咀嚼　　　　　　　　　　　　　　　　　　　(mastication)

　口内で食物を噛むこと．咀嚼時に歯や舌等に伝わる感覚が，食感に大きな影響を与えている．　　　　　　　→えん下困難者用食品

疎水相互作用　　　　　　　　　(hydrophobic interaction)

　疎水性残基同士の相互作用．水等の極性溶媒中で水に対して親和性が低い分子（疎水性分子）が水から排除されて相互作用する際にその分子間に働く引力（相互作用）．たとえば，タンパク質*が疎

水性残基を分子内部に向け，親水性残基を分子表層に向けて折りたたまれるときに働き，タンパク質の立体構造（高次構造）の形成や維持に寄与している．変性＊すると高次構造が崩れて分子全体が露出するので，溶解性が低下する．

塑性（そせい）　　　　　　　　　　　（plasticity）

外力を加えると歪（strain，物体の形の変化の割合）がおこり，もとにもどらない性質．可塑性ともいう．たとえば，バターやマーガリンは，外力を加えると一定の温度範囲で塑性を示して自由に変形させることができ，元に戻らず形を保つ．この性質を利用してパイ生地を作ることができる．

ソックスレー抽出器（ちゅうしゅつき）　　（Soxhlet's extractor）

脂質＊の定量＊などに用いられる抽出＊器．ガラス製で冷却管＊，抽出管，受器（コルベン）からなる．乾燥した粉末試料を円筒ろ紙に入れて抽出管にセットし，受器に入れた有機溶媒＊（エチルエーテル＊など）を加熱＊し，冷却管で再び液化して試料に滴下する．抽出管に溶媒がいっぱいになると，側管のサイフォン＊が働いて受器に溶けた脂質とともに落下する．これを連続的に必要時間繰り返して脂質を受器に集める装置．

冷却管
抽出管
円筒ろ紙
受器
ソックスレー抽出器

ソモギー・ネルソン法（ほう）　　　（Somogyi-Nelson method）

還元糖＊の比色分析＊法の１つ．容量分析＊法であるソモギー法＊に比較し，簡便で感度もよい．糖の還元基で銅試薬（Cu^{2+}）が還元されて生成した酸化第１銅を，ヒ素＊-モリブデン酸アンモニウム＊で発色させて還元糖を比色分析する方法．

ソモギー変法（へんぽう）　　　　（Somogyi-modifield method）

還元糖＊の定量＊分析法の１つ．２価の銅イオンの還元によって生じた１価の銅イオンを一定量のヨウ素と反応させ，残りのヨウ素をチオ硫酸ナトリウム＊で滴定＊して糖量を求める方法．

ゾル（ソル）　　　　　　　　　　　　　　　（sol）

流動性のある分散液＊．ゲル＊に対する語．ゼラチン＊，寒天＊は，加熱＊・冷却で可逆的にゾル・ゲル変換する．

損失正接 (そんしつせいせつ) 　　　　　　　　　　　　（**loss tangent**）
　　　　　　　　　　　　　　　　　　　　　　　→動的粘弾性

損失弾性率 (そんしつだんせいりつ) 　　　　　　　（**loss modulus**）
　　　　　　　　　　　　　　　　　　　　　　　→動的粘弾性

褪色 (たいしょく) 　　　　　　　　　　　　　　　（**decolorization**）
　色素が分解等により色が消失すること．pH* の変化，光照射，加熱*，酸化* で褪色しやすい．

大腸菌 (だいちょうきん) 　　　　　　　　　　　（*Escherichia coli*）
　通性嫌気性* のグラム陰性稈菌で，通常，*Escherichia coli* を指す．ヒトの腸内細菌であり，食品衛生（糞便汚染）の指標菌として用いられている．また，遺伝学的・生化学的研究材料として頻繁に用いられている細菌* である．

ダイナグラフ 　　　　　　　　　　　　　　　　（**dynagraph**）
　食品のレオロジー* 的性質のうち破断特性* を測定する装置．

耐熱性 α-アミラーゼ (たいねつせい) 　　　（**thermophilic α-amylase**）
　微生物* 起源の耐熱性の高い α-アミラーゼ（酵素番号，EC 3.2.1.1）．一般に耐熱性が低く，50℃ 以上では不安定であるが，微生物* 起源のものには，著しく耐熱性の高い α-アミラーゼがある．とくに，*Bacillus licheniformis* の α-アミラーゼは，基質であるデンプン* 存在下では 100℃ で安定であり，デンプン糖化工業で重用されている．　　　　　　　　　　→アミラーゼ，α-アミラーゼ

耐熱性細菌 (たいねつせいさいきん) 　　　　　　（**thermophilic bacteria**）
　高温でも生育可能な細菌*．好熱性細菌* と同義で用いられることもあるが，生育至適温度が好熱性細菌ほど高くないが耐熱性細菌は，好熱性細菌より分布が広いため，食品の保存上注意を要する．

対比効果 (たいひこうか) 　　　　　　　　　　　　（**contrast effect**）
　2 種類の呈味物質を同時にあるいは経時的* に味わうと，片方の味が他方の味を強める効果．たとえば，汁粉に少量の塩を加えると甘味を強く感じる．　　　　　　　　　　　　　　　　→変調効果

対物レンズ　　　　　　　　　　　　　　　（objective lens）

　顕微鏡*のプレパラート*に近いレンズで，プレパラートを
4~100倍拡大して倒立実像をつくるレンズ．普通の状態（プレパ
ラートと対物レンズの間が空気）で使うレンズ（乾燥系レンズ*,
通常倍率 4~40 倍のもの），空間をイマージョンオイルで埋めて使
うレンズ（液浸系レンズ*，倍率 100 倍のもの）がある．また，収
差*を補正したレンズがある．高倍率になるほど視野*は狭く，暗
くなり，焦点深度が浅くなるので，絞り*で光量とコントラストを
調節するとよい．　　　　　　　　　　　　　　　　→開口数

ダイラタンシー　　　　　　　　　　　　　（dilatancy）

　力を加えると，粒子の配列がずれて粒子と粒子の間隙に液体が入
り込み，固くなる現象．さらに大きな力を加えないと流動しない．
デンプン*に水を加えて沈殿*して固まった状態で見られる．たと
えば，ゆっくり揺すると流動して懸濁*するが，急に撹拌しようと
して力を加えると硬く流動し難い．　　　　　　→チクソトロピー

多価不飽和脂肪酸　　　　（polyunsaturated fatty acid, PUFA）

　2重結合を2つ以上もつ脂肪酸*．ポリエン酸ともいう．リノー
ル酸（18:2），リノレン酸（18:3），アラキドン酸（20:4），イコサ
ペンタエン酸（IPA, 20:5），ドコサヘキサエン酸（DHA, 22:6）な
どがある（カッコ内の数字は，炭素数と2重結合数を示す）．と
くに，2重結合が4つ以上ある脂肪酸を高度不飽和脂肪酸という．
IPA, DHA はイワシやサンマなどの魚油*や鯨油に多く含まれ，
血中のコレステロール*低下作用（IPA, DHA），記憶力や学習能力
を高める働き（DHA）などの生理作用を示す．　　　　→魚油

炊き干し法
（Japanese rice cooking method leaving no moisture）

　米を炊飯*する方法の1つで，加えた水の大部分を米に吸水させ
て炊き上げる方法．日本で日常的に用いられる炊飯法．加水した水
分量で，煮る，蒸す，焼くという複合加熱操作を行い，米のデンプ
ン*を糊化*させる．一方，米を多量の水でゆで，ゆで汁を除いた
のち蒸らす方法を湯取り法といい，東南アジアなどで用いられてい
る．

濁度　　　　　　　　　　　　　　　　　（turbidity）

　懸濁*液の濁りの程度を表す定数．濁り度．コロイド*やエマル

ション*のような分散系*の液に光をあてると，光の一部が散乱し透過光の強度が減少する．透過光の強度をI，入射光の強度をI_0，溶液の長さをlとしたとき，$\tau = (1/I)\cdot\ln(I_0/I)$の$\tau$が濁度である．吸光度*も同様の意味をもつ．分子*が会合した凝集体に光が当たると散乱されるので，濁度（吸光度）によって分子の凝集性*および分散*状態が評価できる．長波長の光は比較的大きな凝集体の検知に，短波長の光は比較的小さな凝集体や初期の凝集状態の検知に適する．

た

多重比較 （たじゅうひかく） **(multiple comparison)**

　3群以上のグループ間の平均値に有意差*があるかを検定*する方法．多数のグループ間で多数回繰り返して生ずる誤差の確率が，定められた有意水準内に収まるかの検定を行うもので，テューキー法（Tukey test）やボンフェローニ法（Bonferroni test）などがある．　　　　　　　　　　　　　　　　　　　　　　　　　　→検定

脱脂 （だっし） **(delipidation, fat removing)**

　脂質*を除くこと．有機溶媒*により脂質を抽出*して除去することが多い．脂質含量の多い試料で，脂質がにじみ出て難しいとき，食物繊維*の定量*で酵素*処理が妨害されるとき，水溶性成分の抽出が妨害されるときに，あらかじめ脱脂してから実験する場合によく用いられる．脱脂大豆は大豆から脂質を有機溶媒のn-ヘキサン*で抽出し除去したもので，脱脂乳は牛乳から脂質をクリームセパレーター（遠心分離*機）により除去したものである．

脱渋 （だつじゅう） **(removing astringency of persimmon)**

　柿の渋味であるシブオール等の可溶性タンニンを不溶化する操作．脱渋にはエタノール*，二酸化炭素，温湯を用いて柿の細胞の嫌気的呼吸を高め，生成したアセトアルデヒドが可溶性タンニンと結合して不溶化することで渋味を感じなくなる．

脱水 （だっすい） **(dehydration)**

　水を除くこと．エタノール*やアセトン*等の水とよく混ざり合う有機溶媒*に浸漬*し，水と置換*して脱水する．顕微鏡*観察のための脱水では，エタノール濃度を段階的に上げながら脱水して組織収縮を防ぐ．もともとは，脱水は分子中の水素と酸素を2:1の割合で除去すること，単に結晶水等の配位結合，水素結合*している水分子を除くことを乾燥といった．

多糖（類） (polysaccharide)

単糖*が多数グリコシド結合*して生成した高分子*の糖. ブドウ糖*のみからなるデンプン*, デキストラン*, セルロース*, 酸性糖を含むアルギン酸*, ペクチン*, 塩基性糖を含むキチン*等種々ある.　　　　　　　　　　　　　　　　　　　　→少糖類

炭酸 (carbonic acid)

H_2CO_3, 分子量*62.03. 炭酸ガス*を水に溶解すると生じる弱酸* ($CO_2+H_2O \rightleftarrows H_2CO_3$). 水溶液中にのみ存在する. 炭酸が含まれる食品として, 炭酸飲料, ビール, スパークリングワイン等がある. これらの一般分析*を行うときには, 手のひらに1滴落として気泡が認められなくなるまで20~25℃でよく振るとよい.

炭酸ガス (carbon dioxide)

CO_2, 分子量*44.01. 二酸化炭素の慣用名. 無色無臭の気体で, 空気中に約0.03%存在し, 水への溶解度*は比較的高く炭酸*を生成する. 炭酸ガスが中和滴定*の水酸化ナトリウム*標準溶液*の濃度に影響を及ぼす恐れがある場合は, 容器に水酸化カルシウムを主成分とするソーダライム管を付けて防止する. 有機物の燃焼, 呼吸, 発酵*や炭酸塩の加熱*により発生する. 温度・圧力条件により, 液体, 固体（ドライアイス）に変化する. 炭酸飲料, ドライアイスの製造, 農産物のCA貯蔵（controled atmosphere storage, 炭酸ガス濃度調整*した貯蔵）等に用いられる. 大気中の炭酸ガスは地球温暖化の原因とされる.　　　　　　　　　　　　　→炭酸

炭酸水素ナトリウム (sodium hydrogen carbonate)

$NaHCO_3$, 式量* 84.01. 重曹ともいう. 白色の結晶性粉末, 水に易溶. 水溶液は弱アルカリ性を示す. 加熱*や酸と反応して, 炭酸ガス*を発生する. pH*調整剤として用いられるほか, 小麦粉, 焼菓子（ビスケットなど）の膨張剤, ベーキングパウダー, 医薬品（制酸剤）, 消火剤として利用される.

炭酸ナトリウム (sodium carbonate)

Na_2CO_3, 式量* 105.99. 炭酸ソーダともいう. 水によく溶け, 水溶液はアルカリ性を示す. pH*調整剤として用いられるほか, セッケン*, ガラス*, 水酸化ナトリウム*の製造の原料に利用される.

炭水化物 (carbohydrate)

糖類の総称名. 多価アルコール (-OH 基を 2 つ以上持つもの) のアルデヒド* またはケトン*, および加水分解* によってこれらを生ずるもの. 単糖類*, 二糖類*, 少糖類*, 多糖類* に区分される. 消化吸収できる糖類を糖質*, できないものを食物繊維* と区別することが多い. 糖質を糖類の総称名とすることも多い. 七訂版日本食品標準成分表* (2015 年) では, デンプン* やブドウ糖* 等の糖類, 糖アルコール, 有機酸* 等の含有量を収載した炭水化物成分表が別表として提供されている.　　　　　　　　　　　　　→糖質

弾性 (elasticity)

物体に外力を加えると変形 (歪) するが, 外力を除いたとき元の形に戻る性質. 外力によって一定の力 (応力) を生じ, 同時に一定の歪が現れる. スプリングのように応力がなくなると瞬間的に歪もなくなるものを完全弾性体という. 寒天*, コンニャクを軽く指で押した場合はこれに近い.　　　　　　　　　　　　　　　→粘弾性

担体 (carrier)

クロマトグラフィー* で分離する物質を保持するもの (固定相*). ろ紙* (ペーパー), シリカゲル*, 樹脂, ポリアクリルアミド等種々ある.

単糖 (類) (monosaccharide)

炭水化物* の中で最小構成単位の糖. 甘味と還元性をもつ. ブドウ糖* (グルコース), 果糖* (フルクトース), ガラクトース*, リボース等種々ある.

タンパク質 (protein)

多数のアミノ酸* が互いにペプチド結合* (-CONH-) で鎖状に結合した高分子* 化合物. ペプチド結合でできている部分を主鎖 (main chain) といい, 主鎖に突き出したアミノ酸残基* 部分を側鎖 (side chain) という. 主鎖は鎖内 (intra chain), 鎖間 (inter chain) で互いに水素結合によって特異的な規則構造 [α-ヘリックス (α-helix) や β-シート (β-sheet)] を作り, 側鎖の相互作用で分子はさらに折りたたまれて特異的立体構造をとっている. 複数のペプチド鎖でタンパク質分子ができている場合は, それぞれのペプチドをサブユニット (subunit) という. 溶解度は低いが, 粘度が高い特徴をもつ. また, 固有の等電点* や塩析* 濃度をもち, 種々

の分離・分画* の要因となる. 一般分析* 項目の 1 つ. ビウレット反応*, キサントプロテイン反応*, アダムキービッツ反応*, ニンヒドリン反応* 等の呈色反応* を示す. →変性

タンパク（質）分解酵素 (protease)

プロテアーゼ* のこと

弾力性 (springness, elasticity)

外力を加えると変形するが, 外力を取り除くと回復し, 元の状態に戻る力学的性質の 1 つ. 食品の「こし」や「しなやかさ」のようなテクスチャー* に関与する.

チオクローム (thiochrome)

ビタミン B_1* の酸化* で生成するイソブタノール* 可溶の青紫色の蛍光* を発する物質. ビタミン B_1 の定性* 的確認と定量*（チオクローム蛍光法）に用いられる.

チオバルビツール酸価（TBA 価） (thiobarbituric acid value)

油脂* の酸化で生成した過酸化物* の分解物であるマロンジアルデヒドを定量した値. 油脂を酸性下でチオバルビツール酸と加熱し, 生成した赤紫色の呈色液の 530 nm の吸光度* を測定し, 油脂 1 g あたりの吸光度* で示す. 過酸化物価* よりも劣化が進んだ段階での酸化の指標となる. 簡易測定キットもある.

チオ硫酸ナトリウム (sodium thiosulfate)

$Na_2S_2O_3$, 通常 5 水和物（式量* 248.19）で一般的な還元剤*. 無色の結晶で, 水に易溶, エタノール* には不溶. ハイポともいう. 水道水の塩素分（カルキ）の除去や重金属* やシアン化水素の解毒剤, 写真の定着（ハロゲン化銀をとかす）, ヨウ素滴定* などに使用される.

置換 (substitution)

器具に付着している液体を, 使用する液体で共洗い* して置き換えること. 洗浄した器具を純水* で置換するとき, 濡れている器具を乾燥せず使うときこれから使用する溶液で置換するとき等よく行われる. また, 試料の脱水* や脱脂* の場合にも水を有機溶媒* に置換して行うこともある. →共洗い

チクソトロピー （thixotropy）

応力を加えると流動性が増すが，応力が無くなると，再び流動性が低下または消失する現象．たとえば，トマトケチャップが静置状態では固まっている（ゲル*状）が，力を加えて揺すると流れ出す（ゾル*状）こと等に見られる．　　　　　　　　　　→レオペクシー

窒素の検出 （detection of nitrogen）

タンパク質*中の窒素は，試料に水酸化ナトリム*1粒加えて加熱し，湿らした赤リトマス紙を生成する蒸気にかざして青変することで検出できる．この反応物を用いてイオウの検出*もできる．

→イオウの検出

チップ （chip）

液体を一定量吸引，排出するためにメカニカルピペット*の先端に取り付ける先の細い管状のパーツ．多くはポリプロピレン製でディスポーザル．

チップ

中温性細菌 （mesophilic bacteria）

35~40℃という人間の体温に近い温度を生育至適温度とする細菌*．中温菌，常温菌ともいう．腸内細菌や病原菌の多くがこれに含まれる．　　　　　　　　　　→好熱性細菌，低温性細菌

抽出 （extraction）

目的とする物質を溶解力の高い溶媒*で溶かし出すこと，およびその操作．水溶性物質には，水系の溶媒を，油脂*や脂溶性色素等は有機溶媒*を用いる．完全に抽出するために，磨砕*やホモジナイズしたり，何度も抽出したりする．タンパク質*は変性*させないように低温で抽出する等，目的によって溶媒の種類や抽出の条件を選ぶ必要がある．

中性脂肪 （neutral fat）

グリセロール*（グリセリン）の脂肪酸*エステル*．3分子の脂肪酸がエステル結合*できる．3分子結合したものの化学名はトリアシルグリセロール（トリグリセライド，トリグリセリド）．

→ジアシルグリセロール

中性洗剤　　　　　　　　　　　　　　　　　　　**(neutral detergent)**

洗浄剤* のうち pH 6~8 を示すもの. 非脂肪酸系（たとえば直鎖アルキルベンゼンスルホン酸塩（LAS）や脂肪酸* 系の陰イオン界面活性剤が用いられる. ガラス* 器具等の洗浄* には着色や着香されていないものを用いる.

中和　　　　　　　　　　　　　　　　　　　　　**(neutralization)**

酸と塩基が適量反応して水と塩を生成する反応. 酸と塩基が当量* 加わった点を中和点, または当量点という. 中和点で必ずしも中性にならない. たとえば, 弱酸*（酢酸）と強塩基*（水酸化ナトリウム）の中和では, pH* はアルカリ性となる.

中和滴定　　　　　　　　　　　　　　　　　　**(neutralization titration)**

中和反応を利用する滴定*. 酸または塩基の濃度や量を分析するのに用いる. たとえば食酢や乳製品の酸度* は, 水酸化ナトリウム* 標準溶液* をビュレット* にとり, 指示薬* にフェノールフタレイン* を加えて中和滴定で測定する.　　　　　→酸度, 容量分析

潮解性　　　　　　　　　　　　　　　　　　　**(deliquenscency)**

大気中の水分を吸湿して溶解する性質. 潮解性を示す物質は密封して保存し, 秤り取る場合は速やかに作業する. たとえば水酸化ナトリウム* は潮解性があるため重量を精確に秤りにくい. そのため分析用の溶液濃度は調製* してから標定* して決定する.　→風解性

調整　　　　　　　　　　　　　　　　　　　　**(adjustment)**

実験条件を所定のとおり整えること. たとえば, pH*, 濃度, 水分*, 温度, 湿度, 圧力, サイズ等の条件, 器具や測定機器の状態を目的のとおり調節するときに調整という用語を使う.

調製　　　　　　　　　　　　　　　　　　　　**(preparation)**

所定の方法に従って試料, 溶液, 試薬* を実験に使用できるように作ること. 実験ではしばしば使う用語.

直示天秤　　　　　　　　　　　　　　　　　　**(direct-reading balance)**

化学天秤* と異なり, 最初に天秤にのせてある分銅* をはずすことによって物質とつり合わせ, 物質の質量* を測る方法の天秤で, その質量を直読できる.　　　　　　　　　　　　→電子天秤

貯蔵弾性率 (storage modulus)

→動的粘弾性

チロシン (tyrosine)

芳香族アミノ酸* の1種. 分子量* 181.9. 3文字表記 Tyr, 1文字表記 Y. 水に溶けにくい. フェノール環を有するため紫外部に吸収をもつ. また, タンパク質* の定性* 反応として知られるキサントプロテイン反応* や定量* 反応として知られるフォリン法の反応アミノ酸となる. フェニルアラニン* から生合成される. ホルモン, メラニン, アルカロイド等の生合成の前駆体として重要である. 茹でタケノコの白い沈着物はチロシンの析出物である.

沈殿 (precipitation, precipitate)

溶けずに溶液から分離して沈降する現象, また, 沈降した固形物. 液温を低下させて溶解度* を下げて再結晶* させ, また, pHを調整* してタンパク質* を等電沈殿* させて精製したり, 沈殿滴定* のように難溶性塩* が生成することで分析したり, エタノール* のような溶解性を低下させる溶媒(貧溶媒, poor solvent)を加えて分離したり, 化学実験ではよく利用される.

沈殿滴定 (precipitation titration)

試料溶液中の定量* しようとする成分と滴下する標準溶液* が反応して難溶性塩* を生成し, 滴定* 中に沈殿物を生ずることでその成分量を定量する滴定法. 硝酸銀* 溶液による塩素イオンの定量はこの代表的な例. →モール法

ツァペック・ドックス寒天培地 (Czapek-Dox agar medium)

真菌* 用の代表的合成培地*. *Penicillium Aspergillus* 属の分離, 同定* 用, 穀類, 豆類* の真菌検査用に広く用いられている. 主要なミネラルしか含まないため, 最近の高純度の試薬* や精製水で調製* すると, 微量要素が不足して生育が悪い場合がある. ショ糖* またはブドウ糖* 30 g, 硫酸ナトリウム3 g, 第2リン酸カリウム 1 g, 硫酸マグネシウム 0.5 g, 塩化カリウム 0.5 g, 硫酸第1鉄 0.01 g, 粉末寒天* 15~20 g, 蒸留水 1,000 mL からなる.

低温性細菌 (psychrophilic bacteria)

中温性細菌* より低い生育至適温度をもつ細菌*. 低温菌ともいう. 水生細菌, 土壌細菌の多くがこれに含まれる. 20~25℃ を生

育至適温度とするものが多いが，7℃という冷蔵庫内の温度で生育するものもあり，食品の保存上，注意を要する．

DSC （**differential scanning calorimetry**）

示差走査熱量測定* のこと．

呈色（ていしょく） （**colorization**）

発色あるいは変色* すること．

呈色反応（ていしょくはんのう） （**color reaction**）

ある元素・イオン・化合物が特定の試薬（発色試薬）と反応し，特有の呈色* を示す反応．発色反応ともいう．タンパク質*，炭水化物*，脂質*，無機質等多くの定性*・定量* 分析に用いられる．

→比色分析

ディスク電気泳動（でんきえいどう） （**disc electrophoresis**）

タンパク質* の分離方法の1つ．ディスクは不連続（discontinuous）の略．分離用ゲル*，濃縮用ゲル* および試料用ゲル* の3層のポリアクリルアミドゲルを重ね合わせて電気泳動* を行う．泳動用の緩衝液* とゲルの pH を不連続にすることで，試料タンパク質を濃縮する効果を与える．

→SDS-ポリアクリルアミド電気泳動，スラブ電気泳動

定性（ていせい） （**qualification**）

試料中の成分を検出* すること．この一連の操作を定性分析（quantitative analysis）という． →定量

低分子（ていぶんし） （**low molecule**）

分子量* の小さい分子．高分子* に対する語．通常分子量* 1,000未満の分子． →高分子

呈味成分（ていみせいぶん） （**taste element**）

食品に含まれる，味として感知することができる物質．独立した味として感知できるのは，甘味，酸味，苦味，塩味，うま味の5基本味（primary taste）とされる．舌の味覚器官である味蕾にあるレセプターに呈味成分が結合して味が検知される． →味蕾

て

定量　　　　　　　　　　　　　　　　　　　　　　　（**determination**）

　試料中の成分量を正しく求めること．この一連の操作を定量分析
（qualitative analysis）という．定量分析には，重量分析*，容量
分析*，比色分析*，機器分析等種々ある．

デキストラン　　　　　　　　　　　　　　　　　　　（**dextran**）

　ブドウ糖* が主として α-1, 6 グルコシド結合* で重合した微生物
由来の水溶性の多糖*．α-1, 3，α-1, 4，α-1, 2 グルコシド結合の分
岐もある．サイズ排除クロマトグラフィー* の分子量* マーカーと
して，架橋デキストラングルはクロマトの担体* としても用いられ
る．環状に 7~17 分子のブドウ糖が結合したものをサイクロデキス
トラン（cyclodextran）といい，抗う蝕性，可溶化作用，抗潰瘍性，
抗 HVI 作用等が認められている．

デキストリン　　　　　　　　　　　　　　　　　　　（**dextrin**）

　デンプン* の部分加水分解* 物の総称．酸やアミラーゼ* で分解
したときの分解物で，液状食品の粉末化，糊剤，接着剤，薬剤の
固形化（賦型剤）として用いられる．α-アミラーゼ* で徹底的に分
解した残りは α-リミットデキストリン（α-limit dextrin），β-アミ
ラーゼ* の場合は β-リミットデキストリン（β-limit dextrin）とい
う．デンプンに希塩酸を少量加えて焙焼すると分解とともに再結
合がおこり，α-1, 3，α-1, 2 グルコシド結合をもった難消化性デキ
ストリン（indigestible dextrin）が生成する．ブドウ糖* が α-1, 4
グルコシド結合で 6~8 分子結合したものは，サイクロデキストリ
ン（cyclodextrin）といい，種々の脂溶性物質を包接し，保香，異
味のマスキング，酸化防止，乳化等で利用される．調理では，小麦
粉と油脂* を加熱* するとデンプンの一部がデキストリンに変化し
（デキストリン化，dextrinization），加熱温度により，色，香り，
粘度* が異なるルウ（roux）ができる．

滴定　　　　　　　　　　　　　　　　　　　　　　　（**titration**）

　濃度既知の溶液をビュレット* を用いて被検溶液に滴下し，当
量*（反応終点*）となるまでの容積を測定することで被検溶液の成
分量を定量* する操作．正しい当量点を知るには指示薬* を適切に
選択する必要がある．ビュレットから一気に液を流下してはいけな
い．

滴定曲線 (titration curve)

　滴定* しているときの試料溶液の特性値の変化を表わした曲線．たとえば，酸（塩基）に塩基（酸）を加えていったときのpH* を加えた体積に対して表わすと，中和点付近で急激なpHの変化域をもつ滴定曲線を示す．この変化域で変色* する指示薬* を加えることで滴定によって中和点を決定することができる．たとえば，弱酸* の強塩基* による中和滴定* ではフェノールフタレイン*，弱塩基* の強酸* による中和滴定ではメチルレッドを用いる．

テクスチャー (texture)

　食品の力学的性質に基づく手指や口腔内の感触．口触り，歯触り，滑らかさ，コシ，粘り，弾力性*，もろさ等様々な物理性を含んでいる．手でこねたり，伸ばしたり，咀嚼* したりする動作に類似した条件で機械的に測定する．　　　→テクスチュロメーター

テクスチュロメーター (texturometer)

　ヒトの咀嚼* 作用と同じ動作を機械的に再現して，食品のテクスチャー* を客観的な数値として表わすための装置．官能評価* と対応させて，その相関からテクスチャーが評価できる．得られた曲線より硬さ*，凝集性*，付着性*，もろさ*，弾力性*，粘り等を解析する．同様の装置にはレオメーター* やテンシプレッサー*，クリープメーター* などがある．　　　→クリープメーター，レオメーター

デシケーター (desiccator)

　外部からの吸湿を防ぎ乾燥状態を保つために用いる密閉容器．ガラス* 製が主流．角型もある．乾燥剤* には，シリカゲル* がよく用いられる．ふたはスライドさせて開け，少しずらして閉める．内部の空気をアスピレーター* 等で吸引除去できるように，コックを取り付けた真空デシケーター（vacuum desiccator）もある．

デシケーター

テフロン (Teflon)

　フッ素樹脂の1種．米国ケマーズ社の PTFE（polytetrafluoroethylene），PFA（perfluoroalkoxy），FEP（fluorinated ethylene propylene）等の登録商標．他の合成樹脂に比べ極めて優れた耐熱・耐寒性，耐薬品性，低摩擦性，電気絶縁性等をもつため，その用途

は多岐にわたり，ビーカー*，ビュレット*のコック，薬さじ*，スターリングバー*の被覆等種々の実験機器・器具，フライパンや鍋等の調理器具に用いられている．

電解水 (electrolyzed water)

水や薄い食塩水等を電気分解して得られた水溶液．装置や電気分解の条件により，種類が異なる電解水が得られる．強酸性電解水（pH 2.2~2.7, 有効塩素濃度 20~60 mg/L），弱酸性電解水（pH 2.7~5.0, 有効塩素濃度 10~60 mg/L），微酸性電解水（pH 5.0~6.0, 有効塩素濃度 10~30 mg/L）および電解次亜水（pH 7.5~, 有効塩素濃度 50~200 mg/L）は殺菌力があるため，食品添加物（殺菌料）として認可され，カット野菜や果物等の食材や厨房器具等の殺菌に使用されている．強アルカリ性電解水は洗浄用として，弱アルカリ性電解水（アルカリイオン水*）は飲用に使用されている．

→アルカリイオン水

展開槽 (developing chamber)

展開槽

薄層クロマトグラフィー*やペーパークロマトグラフィーを行う密閉できるガラス*製の容器．展開溶媒*を入れ，あらかじめ溶媒*蒸気を飽和させてから薄層板やペーパー等の担体*を入れ，振動させずに展開する．展開の終わったものは溶媒先端をすばやくトレース後溶媒を飛ばし，着色物質以外は発色剤*をスプレー*し発色させて分離状態を解析する．

$\rightarrow R_{\mathrm{f}}$

展開溶媒 (developing solvent)

担体*（固定相*）上の物質を分離しながら移動する溶媒*で，移動相*ともいう．とくに，薄層クロマトグラフィー*やペーパークロマトグラフィーのときの溶媒で，水系，有機溶媒*系いずれも用いる．

転化糖 (inverted sugar)

ショ糖*を酸または酵素*（β-フルクトフラノシダーゼ，スクラーゼまたはインベルターゼ，invertase）で加水分解*したブドウ糖*と果糖*の等量混合物．甘味はショ糖とほぼ同等だが，溶解度は高い．吸湿性があるため，砂糖の結晶化を妨ぐ性質をもつ．ショ糖に比べ加熱*により褐変*しやすい．

電気泳動 (でんきえいどう)　　　　　　　　　　　（electrophoresis）

　溶液中の荷電粒子が電流を通じたときに＋または－極に向かって移動する現象．とくにタンパク質*やコロイド*粒子では，荷電状態の異なるものがあるので，電気泳動でそれらの分離・分析を行うことができる．担体*にろ紙*，ポリアクリルアミドゲル，寒天*などを用いるが，アクリルアミド*はゲル*の網目の大きさを調節できるので，分子ふるい効果があり，分子量*によって分別*できるものとしてよく用いられる．

　　　→SDS-ポリアクリルアミドゲル電気泳動，ディスク電気泳動，
　　　　　　　　　　　　　　　　　　　　　　　　スラブ電気泳動

電子顕微鏡 (でんしけんびきょう)　　　　　　（electron microscope）

　電子線を用いた顕微鏡*．試料に電子線を当てて，透過してきた電子あるいは表面で発生した反射２次電子から拡大像を得る装置．光学顕微鏡では観察できない微小なものが観察できる．透過型電子顕微鏡（transmission electron microscope, TEM）と走査型電子顕微鏡*とがある．透過型電子顕微鏡は，高真空状態で試料に加速した電子線を当てて透過した電子を電子レンズで観察する．高分解能で数百万倍（数 nm）まで拡大できる．付属設備を追加すると微小部分の元素分析や状態観察もできる．食品や生物の微細構造の観察，高分子*を始めとした各種工業材料や半導体の構造評価等の基礎研究から製品開発や品質管理に至るまで，幅広く利用されている．走査型電子顕微鏡*では電子線を物体の表面上を走査して試料の表面構造の観察ができる．　　　　　　　　→走査型電子顕微鏡

電磁調理器 (でんじちょうりき)　　　　　　　（induction heater, IH）

　電磁誘導により食品を加熱*する器具．IH 調理器ともいう．トッププレートの下の磁力発生コイルに 20~50 Hz の交流電流を流したときに発生する磁力線によって，その上に置かれた鍋底に渦電流が生じ，その電気抵抗により鍋の温度を上げて加熱（誘導加熱*）して食品を加熱する．熱効率は約 90% で火力も十分で，安全性があり，温度調節や清掃も容易である．使用する鍋は底が平らな部分が大きく，電気抵抗が大きい鉄を含む強磁性体（鋳物・ホーロー・ステンレス等）の鍋がよく，アルミニウム，ガラス，土鍋は原則使用できない．近年，金属の種類にかかわらず使用できる機器も登場している．通電中はスプーン等の金属は加熱されるので置かない．

　　　　　　　　　　　　　　　　　　　　　　　　→誘導加熱

電子天秤　　　　　　　　　　　　　（electronic balance）

　物質とつり合う磁力を発生させる電流量を計測して物質の質量*を測定する天秤．風袋*消去（風袋を差し引くこと）がボタン操作で簡単にでき，短時間で測定できるので天秤の主流になった．天秤は温度変化が少なく，振動のない部屋に必ず水平になるように設置しなくてはいけない．

電子分析天秤　　　電子上皿天秤

→化学天秤，直示天秤

デンシトメーター　　　　　　　　　（densitometer）

　薄層板，電気泳動のゲル*等を一定速度で移動させながらスリットから光をあて，分離されたスポット*やバンドの濃度を連続的に電気信号に変換する装置．分離された成分の定量*や組成割合を求めることができる．

テンシプレッサー　　　　　　　　　（Tensipresser）

　食品の物理的性質を圧縮，引っ張り試験で測定できる装置．テクスチュロメーター*の簡易型である．

点滴板　　　　　　　　　　　　　　（spot plate）

　小円の凹みのある磁製の白色板．試料溶液と試薬*溶液を1滴ずつ滴下して混合し，呈色*・沈殿*の様子等種々の定性*反応を簡便に観察するために用いる．

点滴版

伝熱　　　　　　　　　　　　　　　（heat transfer）

　固体または流体（液体，気体）中で，熱が高温側から低温側へ移動する現象．伝熱には流体内でおこる対流伝熱（heat convection transfer），固体内部でおこる伝導伝熱（conduction heat transfer），電磁波が低温側の食品の表面で吸収されて熱エネルギーに変わる放射（輻射）伝熱（radiation heat transfer）がある．

天然培地　　　　　　　　　　　　　（natural medium）

　動植物や酵母*等の抽出*物や分解物に，糖や無機塩等を加えて作られる培地*．合成培地*に対する概念．多様な微生物*を健全に生育させることができるため，微生物の分離や保存に向く．

デンプン（澱粉） (starch)

植物の貯蔵多糖類で，ブドウ糖* のみからなる冷水に不溶の多糖*. 粒状で形状や粒径がデンプンの種類により異なる. ブドウ糖が主として α-1, 4 グルコシド結合* した直鎖状のアミロース (amylose) と α-1, 6 グルコシド結合で分岐したアミロペクチン (amylopectin) よりなる. アミロペクチンは，分岐鎖が互いに水素結合* で規則的に配向したミセル* 構造をもつクラスター（房状構造, cluster）が多数繰返された巨大分子. 通常はアミロース含量は約 20%，アミロペクチン含量は約 80% で，モチ種のデンプンはアミロースを含まない. 加熱* すると特有の温度で急激に吸水して膨潤* し糊化* する. ヨウ素反応* で青藍色を示す. デンプンの性質は植物の種類により異なる. 主食の重要成分だけでなく食品の物性形成剤や工業原料としても広く用いられる. 調理では種々のとろみ調整，食材の被覆による水分の保持や調味材の絡みの増強，ルウの調製* のほか，デンプンの吸着* 性を利用して，食材に加えてよく混ぜて汚れを洗い落とす助剤としても利用される. 化学実験ではヨウ素滴定の指示薬* として用いられる. 実験試料に用いるデンプン糊液は，溶媒* が軽く沸騰* しているところに所要量の一部溶媒に懸濁* したデンプンを撹拌しながら少しずつ加え，最後によく撹拌して調製* するとよい. 室温保存. →糊化度, 老化

ドウ (dough)

小麦粉に 50~60% の水を加えて混捏した生地. 手でまとめられる硬さでパンやうどんの生地. コムギのタンパク質* であるグリアジンとグルテニンが水を吸収して特異な粘弾性* を与える.

→バッター, グルテン

糖化型アミラーゼ (saccharogenic amylase)

デンプン* に作用させると，ブドウ糖* や麦芽糖* 等の低分子* の糖を生成し，大分子の糖を残すアミラーゼ* のこと. β-アミラーゼ* や，グルコアミラーゼ* 等のアミラーゼをいう. デンプンの分解程度は生成する還元糖* を定量* して調べる.

→液化型アミラーゼ

凍結乾燥 (lyophilization)

真空状態で凍結したまま乾燥すること. あらかじめ凍結した試料を高真空状態で水を高速度で昇華* させ，-40℃ 以下の冷却器（トラップ）で再び氷結させることで乾燥する方法. フリーズドライと

もいう．この設備を凍結乾燥機という．試料を予備凍結する場合，乾燥速度は試料の厚みに依存するのでできるだけ薄くし，急速に凍結するとよい．乾燥品の品質が最も良いとされる．　　　　　→風乾

糖質 (glucide)

単糖類*，糖誘導体（誘導糖），およびそれらの縮合体（少糖類*，多糖類*）の総称名．栄養学では，炭水化物*のうちヒトが消化できない食物繊維*を除いたものを糖質というが，炭水化物と同義語として扱う場合もある．しかし，炭水化物の一般式 $C_m(H_2O)_n$ にあてはまらない糖やあてはまるが炭水化物ではないものが見出され，現在は，炭水化物の代わりに脂質*やタンパク質*の呼称に合わせて，糖質と呼ぶことが一般的になっている．

搗精 (rice cleaning)

玄米から精白米にする作業．外皮と胚芽は全体の約 8% なので，精白米の歩留りは通常 92% となる．5分づき米は 50% 搗精したコメ．搗精が進んだコメほど吸水速度が速く，炊飯*米の消化性もよい．

透析 (dialysis)

膜を隔てて2液が接するとき一方の溶質が他方へ移動すること．その膜を透析膜，透析膜チューブ内の液を透析内液，外部の液を透析外液という．一般に高分子*は透析膜を通過できないが低分子*は通過できるので，試料溶液の脱塩や別の溶液に置換*することができる．ポアサイズ（目開き）を調節した膜を用いると高分子を分子量*別に分別*できる．外液を撹拌し 2~3 時間おきに換液して透析する．浸透圧*によって外液が浸入して透析チューブが破けないように試料溶液は満たさず遊びを作ってしっかり閉じるとよい．溶液中のイオン性物質と交換できる陽イオン基や陰イオン基をもつイオン交換膜に定電流を通電して選択的に透過させる電気透析（electrodialysis）がある．液中のイオン成分（ナトリウムやカルシウム塩，アミノ酸*やペプチド等）の脱塩*・濃縮*・精製・回収が短時間ででき，減塩醤油・機能性ペプチド・オリゴ糖*等・飲料水の製造，果汁等の酸度*調整*，加工調味料の再利用等に種々利用される．　　　　　→イオン交換樹脂

同定 (identification)

その物質や微生物*が何であるかを決定すること．物質固有の特

性値や性質によって判断する．たとえば，融点*，分子量*，官能基*，各種クロマトグラフィー*に対する挙動，溶解性，分光特性等の測定や解析を行い，既知物質と比較して構造を決定する．微生物の場合は，菌の形態，コロニー*の状態，生育状態，代謝状態，菌体の生化学的組織（化学分類法）等で決定する．

動的粘弾性 (dynaviscoelasticity)

食品等の物体に周期的な応力*あるいは歪を加えたときの粘弾性*．弾性の指標となる貯蔵弾性率（storage modulus, G'），粘性の指標となる損失弾性率（loss modulus, G''），構成分子の揺らぎの指標となる損失正接（loss tangent, $\tan \delta = G''/G'$）が求められる．いずれも値が大きいほど弾性，粘性，揺らぎが大きいことを示す．また G'' を角周波数で割った値を動的粘性率（dynamic viscosity, η'）という．物体の破断*に至る大変形の測定とは異なり，温度や周波数を連続的に変えながら変形が元に戻る直線性の範囲内で測定する．

等電点 (isoelectric point)

正の電荷と負の電荷の電気量が等しくなり正味荷電が 0 となる pH*．pI と略記．タンパク質*やアミノ酸*のような両性電解質*はそれぞれ固有の等電点をもつ．等電点より低い pH では正に荷電し，高い pH では負に荷電する．　　　　　→等電沈殿，電気泳動

等電（点）沈殿 (isoelectric precipitation)

等電点*で溶解度*が最低となり沈殿*すること．両性電解質*であるタンパク質*はその固有の等電点で溶解度が下がり凝集して沈殿する．牛乳に食酢等を加えると沈殿するのもこのためである．等電点から pH* が変化すると再び溶解するので，タンパク質の分別*や分画*に用いることができる．

糖度計 (saccharimeter)

糖分含量を測定する計器．屈折糖度計（糖用屈折計）を用い，糖濃度が示す屈折率*から求める．20℃における試料 100 g 中のショ糖*の量を目盛化してある．単位はブリックス浮秤りによるブリックス度*（°B$_X$）を用いる．ショ糖ではない糖や有機酸*等も計測されるので，ショ糖の正しい濃度を

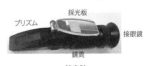

糖度計

示すものではない.

当量 (とうりょう) (equivalent)

化学反応する物質の反応に関与する物質種あたりの量. 酸・塩基でいえば, 水素イオンとなりうる水素の含量で定める. たとえば, 水素イオンとなりうる水素を 1.008 g 含む酸の量をその酸の 1 グラム当量という. →規定度, ファクター

特数 (とくすう) (characteristics)

油脂* の化学的性質を表す測定項目のうち, 油脂本来の性状を示す数値. 特数としてはケン化価*, ヨウ素価*, ライヘルト・マイスル価がある. →変数

時計皿 (とけいざら) (watch glass)

中央がくぼんでいる丸型のガラス* 皿. 加熱* 時に水蒸気等が逃げて濃縮* することを防ぐためにビーカー* のふた, 点滴板* の代用, 簡単な定性* 反応の器具として用いられる.

時計皿

トコフェロール (tocopherol)

脂溶性ビタミン E 誘導体* の一群. 淡色～黄色. 植物油中での含量が高い. 天然トコフェロールは 4 種で, α 型 (d-α-Toc) を 1 とすると, β 型は 1/2~1/3, γ 型は 1/10, δ 型は 1/100 以下の生物活性の効力をもつ. これら同族体の含量に効力割合を乗じて α-トコフェロール当量 (α-Toc eqv) として表す場合がある. 生体および食品の抗酸化剤として作用し, 生体膜で働く. 抗不妊効果もある. →ラジカル

突沸 (とっぷつ) (bumping)

沸点* またはそれ以上の温度に達していながら, 沸騰* しない液体が, 突発的に沸騰すること. やけどや容器の破損もおこることがあり危険である. 突沸の原因は衝撃や異物の落下である. 加熱* 前に沸騰石* を少量入れると防止できる.

共洗い (ともあらい) (substitution)

使用する液体で器具をすすぎ洗いすること. 置換* のこと. 少なくとも 3 回共洗いするとよい.

ドラフト（チャンバー） **(fume hood)**

　有害ガスや微生物を扱うときに人を安全に保護するための局所的な排気装置の1種. ヒュームフードともいう. たとえば, 塩酸* やアンモニア* 等の揮発性で有害な試薬* や物質, エチルエーテル*, アセトン* 等の有機溶媒*, ケルダール法* での加熱* 分解操作により有害ガスが発生する実験等を行う場合に使用する. 水道, 排管, ガス, 照明をもつ箱型のものが多い. 前面に上下できるガラス* 戸があり, 少し上げて実験操作する. 開口は排気漏れがなく, 操作しやすいように調節する. 排気で大気を汚染しないようにエアフィルターを付け, 装置上部にスクラバー（排気洗浄装置）を設けたもの, また, 防爆タイプのものがある.

トリアシルグリセロール **(triacylglycerol, TGA)**

　グリセロール* の3個の OH 基がすべて脂肪酸* とエステル* を形成している化合物. トリグリセリドともいう. 中性脂肪* の主要成分で, 脂肪酸の種類, グリセロールとの結合位置により, 極めて多くの分子種が存在する. →ジアシルグリセロール

トリクロロ酢酸 **(trichloroacetic acid)**

　CCl_3COOH, 分子量* 163.38 の白色潮解性* 結晶. 5% 濃度でタンパク質* を沈殿させるので, タンパク沈殿剤, 除タンパク* 剤としてよく用いる. ゼラチン* はこの濃度では沈殿しない. 強酸* なのでステンレス製ではなくテフロン* 製の薬さじ* を用いる.
→非タンパク態窒素

トリプシン **(tripsin)**

　プロテアーゼ* の1つ. 酵素* 番号 EC 3.4.21.4, 分子量* 23,300. スイ液中に含まれ, リシン, アルギニンのカルボキシル基* 側のペプチド結合* に作用する. タンパク質* の消化や可溶化実験, 分解処理やペプチドの調製*, 基質特異性* を利用したタンパク質やペプチドの構造解析等にも用いられる. 分泌されるときは不活性型のトリプシノーゲンで, エンテロキナーゼ（エンテロペプチダーゼ）の働きでトリプシンに変換され活性化される. 大豆中には特異的な阻害剤* であるトリプシンインヒビターが含まれる.

トリプトファン **(tryptophane)**

　タンパク質* を構成するアミノ酸*. 分子量* 204.22. 3文字表記 Trp, 1文字表記 W. 芳香族アミノ酸* で, 必須アミノ酸の1つ.

Trp を含むタンパク質は，アダムキービッツ反応* が陽性となる．インドール環を有し紫外部に吸収をもち蛍光を発する．蛍光波長と強度は Trp 残基近傍の状態に影響されるので，タンパク質の局所的立体構造が評価できる．水に溶けにくい．栄養強化，抗うつ病薬などに利用される．また，ビタミン，ホルモンの代謝に関与している．
→蛍光光度計

→蛍光光度計

トリメチルアミン　　　　　　　　　　　　（trimethylamine）

$(CH_3)_3N$，分子量* 59.11．魚，特に海魚の鮮度低下で生成する代表的な悪臭成分．ベタイン，トリメチルアミンオキシド等から微生物* や酵素* 作用により生成する．

トレンス試薬　　　　　　　　　　　　　　（Tollens' reagent）

アルデヒド* の検出試薬．硝酸銀* にアンモニア液を加えると沈殿* が生じるが，さらに加えると溶解してアンモニア性銀錯イオンとなる．この溶液に還元糖* を加えて加温* すると，銀錯イオンが還元* されて，試験管等の内部に銀が析出し鏡様になることから，この試薬* を用いた反応を銀鏡反応* ともいう．アンモニア* 水を加え過ぎると感度が落ちる．

ナス形フラスコ　　　　　　　　　　　　　（eggplant flask）

ナスの形をした丸底フラスコ．肩が無いので結晶や沈殿* を取り出しやすい．また，耐圧性で，耐熱性があるため凍結乾燥* やエバポレーター* による試料溶液の濃縮* 等，減圧をともなう実験の容器として用いる．他の実験装置と隙間なく接合できるように口径に規格が設けられている．

ナス型フラスコ

菜種法　　　　　　　　　　　　　　　　　（rapeseed method）

固体試料の体積を測定する方法．パンなどのように水につけると吸水して形状が変化する試料や形状の複雑な試料の体積測定に適する．一定容量の容器に菜種を満たし（W_1），次いで同一の容器に試料を入れて菜種で覆って満たす（W_2）．残った菜種の体積（W_1-W_2）を測定して，試料の体積とする．　　→3次元レーザー体積計

→3次元レーザー体積計

ナトリウムイオン電極　　　　　　　　　　（sodium ion electrode）

ナトリウムイオンを感知するイオン電極．塩分計* の電極として使用され，塩化ナトリウムの測定に利用される．ただし，検液にカ

リウムイオンが多量に存在すると測定が影響される.

ナノグラム　　　　　　　　　　　　　　　　　　　（**nanogram**）

　重量の単位の1つ. ng と略記. 10億分の1 g（10^{-9} g）に相当.
なお 1,000 ng は 1 mg, 1,000 mg は 1 g.

軟化　　　　　　　　　　　　　　　　　　　　　　（**softening**）

　個体が加熱* 等によって硬さがやわらかくなり, 自重や外力で形
状が変化する状態となること. ガラス* は液体になる前に軟化して
いる温度領域が広いのでこの特性を利用して加工する.

軟質ガラス　　　　　　　　　　　　　　　　　　（**soft glass**）

　ソーダガラスともいい, 硬質ガラス* より品質が低いが加工しや
すい. 切り口は緑色を示すので簡単に判別できる. 日常のガラス製
品の多くは軟質ガラスでつくられている.　　　　　　　　→ガラス

難溶性塩　　　　　　　　　　　　　　（**sparingly soluble salt**）

　溶解度* が極めて低い塩. たとえば塩素イオンは中性溶液中では
銀イオンと定量* 的に反応して難溶性塩として塩化銀が沈殿* する
ので, その沈殿の重さを測定したり沈殿の生成に要した液量を測定
したりすることで定量分析できる（モール法*）. この方法では指示
薬* として用いたクロム酸カリウムは硝酸銀と反応して難溶性塩で
ある赤褐色のクロム酸銀を生じるが, 塩素イオンが存在すると溶解
して塩化銀に置換わることを利用している.　　　　　　→モール法

2元配置法　　　　　　　　　　　　　　　　（**two-way layout**）

　結果に影響を及ぼすと考えられる2因子を取り上げて行う実験
計画. 各因子の水準の組合せを1回ずつ実験する場合を繰返しの
ない2元配置と呼び, 同じ組合せの実験を2回以上行う場合は繰
返しのある2元配置と呼ぶ. 2つの因子が相互に影響し合う交互作
用が予測される場合は繰返しのある2元配置を行う. 各々の分散
分析の結果から試料間の有意差* 検定* を行う.　　　→1元配置法

2点比較法　　　　　　　　　　　　（**paired preference test**）

　官能評価* の手法の1つ. パネラー* に2種の試料を渡して比較
させて判定する. 試料を提示する時の順番に注意することが大切で
ある.

2糖類 (disaccharide)

単糖* が 2 分子グリコシド結合* で結合した糖. 非還元糖* のショ糖*, トレハロース, 還元糖* の麦芽糖* および乳糖* 等がある.

日本食品標準成分表 (standard tables of food composition in Japan)

日本国内で常用される食品に含まれる標準的な成分値を収載したデータ集. 文部科学省の科学技術・学術審議会資源調査分科会が作成し公表したもので, 食品可食部 100 g 当たりの食品成分の含有量を基本に示されている. 食品の成分値は種々の環境条件に伴い変動する. 本表における掲載値は様々な変動要因に配慮し, 分析値のみならず文献値等も参照した上で標準的な成分値を定めたもので, 1 食品 1 標準成分値を原則として収載されている. 1950 年に初めて発表されて以来改訂を重ね, 最新版は 2020 年版（八訂）となる. 別冊として「アミノ酸成分表編」「脂肪酸成分表編」「炭水化物成分表編」も出版されている.

乳化 (emulsification)

互いに混り合わない 2 つの液体を分散させてエマルション*（乳濁液）とすること. たとえば水と油に乳化剤（emulisifier）を加えて機械的撹拌や超音波処理して乳化させる. 食品乳化剤としては, モノアシルグリセロール（モノグリセライド）, レシチン, リポタンパク質, ショ糖脂肪酸エステル等が用いられる. 水中油滴型（O/W）, 油中水滴型（W/O）エマルションがある. エマルション* の一部を取り出してドデシル硫酸ナトリウム溶液で希釈し, その粒径分布や 500 nm の吸光度* を測定すると乳化状態が評価できる.

→エマルション, 粒径分布測定

乳酸 (lactic acid)

$CH_3 \cdot CHOH \cdot COOH$, 分子量* 90.08. 1 グラム当量 90.08 g. 酢漬けを除く漬物および乳製品の酸味の主成分である有機酸*.

乳酸菌 (lactic acid bacteria)

糖類を分解して乳酸* を産生する細菌の総称. 乳酸菌科（*Lactobacillaceae*）に属し, 主な属として *Streptococcus* 属, *Leuconostoc* 属, *Pediococcus* 属, *Lactococcus* 属, *Lactbacillus* 属などがある. 通性嫌気性菌* で, ヨーグルト, チーズなどの発酵乳製品, 味噌, 醤油などの発酵食品の製造に用いる.

乳糖 （lactose）

$C_{12}H_{22}O_{11}$. 分子量* 342.30. ガラクトース* がブドウ糖* にグリコシド結合* した，乳汁中に含まれる還元糖*. ラクトース. 温度により溶解度* が変化し，練乳 （condensed milk），特に加糖練乳（コンデンスミルク，sweetened condensed milk）では濃縮* により再結晶* しやすい. ショ糖* の約 30% の甘味を示す. 分解酵素* であるラクターゼ （lactase） が減少すると下痢等の乳糖不耐症の原因になる.

乳鉢 （mortar）

磨砕* に用いる器具. 乳棒 （pestle） とともに用いる. 磁製が一般的. ほかにアルミナ製，ステンレス製，メノウ製，石英ガラス製等がある. 圧搾しながら乳棒および乳鉢を少し回転させると磨砕しやすい. 赤外分光分析* では個体試料の KBr 錠剤を成形するとき，微粉にするためにメノウ乳鉢がよく用いられる.

乳棒

乳鉢

ニュートンの法則 （Newton's law）

液体に加わった応力 （単位面積あたりの力，P）と流動する速度（ずり速度*，D）が比例するとした法則. 両者は，$P = \eta D$ の関係式で表すことができ，比例定数である η を粘性率または粘度* といい，液体の流れにくさの指標となる. 粘性率の逆数 $\varphi = 1/\eta$ を流動度 （fluidity） という.　　　　　　　　　→粘度，ニュートン流動

ニュートン流動 （Newtonian flow）

液体内部の粘性* （ずり速度*）がずり応力* に比例するような液体の動き. その液体をニュートン液体という. 多くの低分子* 溶液がこれにあたる.　　　　　　　　　　　　　　→非ニュートン流動

認知閾値 （recognition threshold）
　　　　　　　　　　　　　　　　　　　　　　　　　　→閾値

ニンヒドリン反応 （ninhydrin reaction）

タンパク質* やアミノ酸* の呈色反応* の1つ. 遊離* のアミノ基とニンヒドリンが反応し，赤紫色に発色する. ただし，プロリンは黄色，ハイドロキシプロリンは赤黄色を呈する. この反応は鋭敏なので，自動アミノ酸分析の発色試薬によく用いられる. タンパ

ク質* の呈色反応においてゼラチン* は，遊離アミノ基が少ないので試薬* を多く加えないと発色しない．発色は pH の影響を受けるので，ニンヒドリンはブタノール飽和 0.1 M クエン酸緩衝液（pH 5.0）で調製* するとよい．プロテアーゼ* 等によるペプチド結合* の加水分解* 反応の追跡に利用できる．

濡れ（ぬれ） (wetting)

物質表面についた水等の溶媒の付着状態．ガラス* の表面は親水性で水で一様に濡れるが，汚れが付着するとその部分は水をはじくので，ガラスの清浄さが濡れの状態で判別できる．水滴のはじかれる角度を測定して物質表面の疎水状態の評価にも用いられる．

→メニスカス

ねかし効果（こうか） (effect of leaving dough)

小麦粉に加水し混捏した生地をしばらく静置して熟成すること（ねかし）で，成形直後よりも生地の伸長度（伸び）が増し伸長抵抗が減少する（やわらかくなる）効果．吸水・膨潤* したタンパク質* が混捏して絡み合って粘弾性* のあるグルテン* が形成され，その中にデンプン* 粒が取り込まれてできた生地の構造がねかせている間に落ちつくためと考えられる．小麦粉で麺や皮，パイ生地などを作る場合，小麦粉に食塩と約 50~60% の水を加え混捏してねかせ，その効果を利用して生地を伸展させる．小麦粉を熱湯で捏ねた場合は，タンパク質* の変性* がおこりデンプンの一部は糊化* し，ねかし効果は発揮されないため，すぐに成形する．→グルテン

熱可逆性（熱不可逆性）ゲル（ねつかぎゃくせい（ねつふかぎゃくせい）） (heat-reversible gel (heat-irreversible gel))

凝固* したゲル* にもう一度熱を加えることで液体（ゾル*）に戻る性質をもつゲル．熱可逆性ゲルには，寒天*，カラギーナン* の他，ファーセレラン，カードラン，ローカストビーンガム，キサンタンガム，ゼラチン* 等がある．一方，一度凝固したゲルが再び液体に戻らないものを，熱不可逆性ゲルといい，卵白，デンプン*（可逆的なものもある），グルコマンナン，高メトキシルペクチン（HMP），ジェランガム，アルギン酸*，アルギン酸塩等のゲルがある．

熱凝固（ねつぎょうこ） (thermal coagulation)

タンパク質* が加熱* によって凝集，重合* して流動性を失って

ぬ／ね

固体状になること．たとえば，生卵を加熱するとゆで卵ができる現象．厳密には変性* とは区別される．ゼラチン* は熱凝固しない．

熱電対温度計 (thermocouple meter)

2種の金属線を熱電対として組み合わせてつくった温度計．熱電対には白金・白金ロジウム，クロメル・アルメル，銅・コンスタンタン等があり，発生する熱起電力を計測する電位差計とともに用いる．食品や鍋等の調理器具の表面や内部の温度を常時読みとることができる．

ね

熱分析 (thermal analysis)

物質に熱を加えたときのその重さ，長さ，熱の吸発熱，熱容量等の変化を測定する一連の方法．タンパク質* の変性*，デンプン* の糊化* や融点* 等の測定に示差走査熱量測定* が，水分* 等の揮発性成分および油脂の酸化* 等の測定には，それぞれ昇温および定温保持しながら試料の質量* を測定する熱重量測定（thermogravimetry, TG）がよく用いられる．

燃焼点 (fire point)

引火点* 以上に加熱* した場合に近づけた炎で連続して燃焼するときの温度．油脂* では物理的性質の1つ．たとえばトウモロコシ油では 287℃，ラードでは 340℃ 程度である．燃焼点は引火点* 試験器で測定できる．

粘性 (viscosity)

液体が流動するときの抵抗の度合い．たとえば，蜂蜜が水に比べて流動速度が遅いのは，液体の内部に生ずる抵抗力が水より大きいためである．溶液の粘性は溶媒の粘性のほか，溶質の種類・濃度により変化する．また，一般に温度が上昇すると低下するので，恒温水槽* 等を用いて一定温度で測定する．　　　　　　　→粘度

粘弾性 (viscoelasticity)

弾性* と同時に粘性* も示す性質．たとえば，チューインガムのように伸ばしても力を除くとゆっくり戻るが，完全弾性体と異なり元の状態までは戻らない．弾性変性と粘性流動が同時におこっていて，多くの食品が粘性と弾性の両方の性質を備えている．

　　　　　　　→応力緩和測定，クリープ測定，動的粘弾性

粘稠度 (ねんちゅうど) (consistency)

粘性* の高い非ニュートン流動* する液体の変形あるいは流動に対する抵抗力. 試料をプランジャー*（感圧軸）で力を加えたときに起こる流動に対する摩擦力の形で働くみかけの粘性で, レオメーター* やカードメーター* で測定できる. 流動する速度に比例した応力の形で表される. 硬さと粘稠度があり流動性の小さい食品には, 白あん, みそ, ようかん, メレンゲなどがあり, 流動性の大きい食品には, 水あめ, マヨネーズなどがある.

→レオメーター, カードメーター

粘度 (ねんど) (coefficient of viscosity)

流動している液体（流体）に加わっている力（ずり応力*）とずり速度* の比. 粘性係数, 粘性率ともいう. ニュートン流動* と非ニュートン流動* を示す液体がある. 粘度は基本的な特性で溶質の分子量* に依存するので, 油脂* でも重要な物理的性質の1つ. 溶液の場合は毛細管粘度計*, 懸濁* 液の場合は回転粘度計* 等を用いて測定する. 液温によって粘度が大きく変わるので温度制御の良い恒温槽* を用いて一定温度で測定する.

→毛細管粘度計, ブラベンダー・アミログラフ

濃厚卵白率 (のうこうらんぱくりつ) (thick egg white ratio, thick albumen ratio)

全卵白の重量に対する濃厚卵白の重量の百分率. 卵の鮮度判定法* の1つ. 新鮮卵卵白の約 60% が濃厚卵白であるが, 鮮度低下とともにその割合は減少する.

濃縮 (のうしゅく) (concentration)

溶媒* の一部を除去して目的物質を高濃度にすること. 主な方法として, 加熱, 減圧により溶媒を蒸発させる方法（減圧濃縮）や, 凍結して氷を取り除く方法（凍結濃縮）, 限外ろ過* 材を用いた逆浸透がある. 熱に不安定な物質には凍結濃縮, 逆浸透を用いるとよい.

濃縮用ゲル (のうしゅくよう) (spacer gel)

電気泳動* における分離用ゲル* の上に重ねられるゲル*. 分離用ゲル* に比べ, ゲル濃度および緩衝溶液* の pH* が低くなっている. 濃縮用ゲルは試料を 1 mm 以下の薄い層にまで濃縮* できるので, 良好な分離に有効である.

濃硫酸 (のうりゅうさん) **（concentrated sulfuric acid）**
→硫酸

ノルマルヘキサン **（normal hexane）**

n（エヌ）-ヘキサン* のこと

抜糸（絲） **（basi）**

バァスまたはバースー. ショ糖*（砂糖）溶液を 140~160℃ まで加熱* し, あめ状にして揚げたり, 蒸したりした材料をからませる中国料理. 冷めて 100℃ 近くになると糸を引くようになる.

配位結合 (はい い けつごう) **（coordinate bond）**

原子の化学結合の 1 種. 一方の原子が他方の原子に自分の電子対（非共有電子対）を与えて生じる結合. たとえば, アンモニウムイオン（NH_4^+）はアンモニア分子（NH_3）が分子中の窒素原子（N）の非共有電子対を水素イオン（H^+）に与えて結合が形成される. 水素結合* や錯体* の結合にも見られる. 結合が起こると共有結合* と区別できない. →共有結合

バイオセンサー **（biosensor）**

目的物質を特異的に認識する酵素*, 微生物*, 抗体等を膜などに固定化し, 目的物質に作用したときの変化を電気信号として電極で検出して計測する装置. 種々の成分を含む試料溶液から目的物質のみを選択的に分析できる利点がある. たとえば, グルコース酸化酵素を固定化させた膜を酸素電極に組み込んであるグルコースセンサーを検液に浸すと, 膜を通過して電極内に拡散してきたグルコース（ブドウ糖*）がグルコース酸化酵素によって酸化され, このとき消費される溶存酸素の量を電極で測定することでグルコースを定量* することができる.

灰化 (はい か) **（incineration）**

無機質を定量* するときに, 試料中の有機物を分解除去して無機質だけにする方法. 食品の一般分析* で行うように, るつぼ* に試料を入れて電気炉（マッフル炉）等で 550℃（ガスバーナー* で灰化する場合は, るつぼの底がほのかに赤くなる程度の炎とする）で加熱* 燃焼して有機物を分解する方法（乾式灰化*）と, 硫酸*, 硝酸, 過塩素酸等の強い酸化剤* とともに強熱して分解する方法（湿式灰化*）とがある. →るつぼ

廃棄率 (rate of refuse)

食品全重量に対する廃棄する不可食部分の重量百分率.

配偶法 (matching test)

同種同数の資料をバラバラに配置した2組を作り，その2組から同じ試料同士を組み合わせる官能評価* 方法.評価者の識別能力や試料間の識別できる差があるかなどを調べる場合に用いる.

媒質 (medium)

物理的作用を1つの場所から他の場所へ伝える媒体.

培地 (medium)

培養基ともいう.微生物* や動植物の細胞を培養するときに用いる栄養物を含むもの.

ハイドロパーオキサイド (ヒドロペルオキシド) (hydroperoxide)

-O-O-H の構造をもつ物質.油脂* の自動酸化* で生成する過酸化脂質の1つ.過酸化物* 価を測定することでその生成量がわかる.反応性が高く不安定で一定量蓄積すると，分解してアルデヒド* やケトン*，酸，アルコールを生成し，酸敗* 臭の原因となる.

→油脂の酸化

灰分 (ash)

物質を燃焼させたときに残る灰の分量.無機質の量に対応する.食品の一般分析* では，試料をるつぼ* に採取して有機物を完全に燃焼させ，一部の無機質（塩素やリン）の揮散を防ぐために550℃で恒量* に達するまで灰化* する.灰に硝酸を加えて溶解すると含有無機元素，たとえば，P はモリブデン酸アンモニウム* とアスコルビン酸* 加え，またはモリブデン酸* 試薬を加えると青色に，Fe はチオシアン酸カリウムで赤色に呈色* し，Ca および Cl はアンモニア水で中和後それぞれシュウ酸アンモニウムおよび硝酸銀で白沈が生成するので確認できる.

培養栓 (culture plug)

微生物や植物等の組織を培養する容器の栓.容器に差し込んだり被せたりする栓で，乾熱滅菌* が可能な素材を用いる.通気性を維持しながら培養容器内へ他の微生物の混入（コンタミネーション）を防ぐものとして綿栓*，シリコーン樹脂栓，ウレタン栓等がある.

通気性の無いものとしてゴム栓，シリコンゴム栓，コルク栓がある．キャップ型のものもある．

ハウユニット　　　　　　　　　　　　　　　　　（Haugh unit, HU）

濃厚卵白の水様化の割合を示す値．卵の鮮度判定法*の1つ．$HU=100 \times \log(H-1.7 W^{0.37}+7.6)$ で求める．ここで H は濃厚卵白の高さ（mm），W は卵の重量（g）である．新鮮卵の HU は 72 以上．60 以下のものは加熱調理に用いられる．

麦芽糖　　　　　　　　　　　　　　　　　　　（maltose）

$C_{12}H_{22}O_{11}$，分子量* 342.30．ブドウ糖*（グルコース）2分子がグルコシド結合* した還元糖*．マルトース．ショ糖* の約1/2の甘味を示す．デンプン* を β-アミラーゼ* で加水分解* すると生成する．甘酒の甘味の主成分．

薄切　　　　　　　　　　　　　　　　　　　（sectioning）

透過式の顕微鏡* で観察するために，光や電子線が透過し得る薄さに試料を切断すること．切断にはミクロトーム* を用いる．薄切した試料片を切片* という．薄切を繰り返して多数の切片に切り分けたものを連続切片といい，この観察により試料の構造を3次元的にとらえることができる．　　　　　　　　　　→永久標本

薄層クロマトグラフィー　　（thin layer chromatography, TLC）

薄い層状の担体*（たとえば微粉状のシリカゲル* 層）上で物質を分離するクロマトグラフィー*．試料をスポット* した後展開溶媒* の蒸気が満ちた展開槽* に入れ，展開後非着色性物質は発色剤* をスプレー* して発色させ，分離状態を観察し，R_f* を計測して解析する．薄層板の両端からできるだけ離して試料溶液を点状または帯状にスポットし，展開中は振動を与えないように注意する．展開されたスポットはその標準物質の移動度と比較して同定* する，

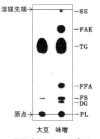

脂質成分のクロマトグラム

SE:ステロールエステル,FAE:脂肪酸エステル,
TG:トリアシルグリセロール,FFA:遊離脂肪酸,
FS:遊離ステロール,DG:ジアシルグリセロール,
PL:極性脂質

破砕米　　　　　　　　　　　　　　　　　　（crushed rice）

精米するとき砕けたコメ．洗米や炊飯時に分散溶解しやすい．コ

メの吸水率* 等を測定するときは，無傷の米粒と吸水性が異なるので除去する．　　　　　　　　　　　　　　　　→吸水率

破断 （fracture）

応力が物体の降伏点（物体がその形状を保つ限界点）を超えて変形してついには崩壊すること．ゲル* 強度等の破断特性* で見られる．　　　　　　　　　　　　→レオメーター，クリープメーター

破断エネルギー （rupture energy）

破断* に要するエネルギーあるいは仕事量．破断開始から破断点までの応力・歪曲線の下方の面積から求める．食品では破断エネルギーは歯切れ，噛み応えに対応する．かまぼこなどの破断されにくいものは値が大きい．

は

破断応力 （rupture stress）

破断点における単位面積あたりの力（応力，stress）．破断強度（ゼリーの場合はゼリー強度*）ともいう．破断に対する物質の抵抗力に対応する．破断点の荷重を W，試料に荷重が加わる断面積を A とすると破断応力 P は，$P=W/A$ ($N/m^2=Pa=1/98$ g/cm^2) で求められる．

破断特性 （rupture property）

物質を一定速度で圧縮，伸長あるいはずり変形を破断* するときまで続けたときの物理的特性．応力と歪の関係を描いた応力・歪曲線（stress-strain curve）から，流動が始まる応力である降伏値*，それを超えて破断したときの力である破断応力*（破断強度），破断までの仕事量である破断エネルギー*，破断歪* が評価の対象となる．

破断歪 （rupture strain）

破断時の変形量を元の大きさで除した値．クッキーやビスケットなどのもろい食品では破断歪は小さく，かまぼこやコンニャクなどのしなやかで変形しやすい食品では大きい．

発煙点 （smoke point）

試料の加熱* を続けたときの発煙の始まる温度．油脂* の物理的性質の１つ．たとえば，トウモロコシ油の発煙点は 222~232℃ 程度，ラードでは 214~221℃ 程度で脂肪酸* 組成によって異なる．

白金耳 （はっきんじ） (platinum loop)

ガラス*や金属棒の先端に，輪をつくった金属線を取り付けたもの．微生物*の移植に用いる．昔は白金線が用いられたが，軟らかすぎ，高価で，還元炎で劣化するという理由で，現在はニクロム線を用いることが多い．その他試料を微少量サンプリング*する場合にも用いられる．

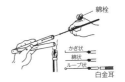

白金耳による菌体の移植

発酵 （はっこう） (fermentation)

微生物*がもたらす変化のうち嗜好*性が向上する等有用な現象．放置された糖液からガスが発生し泡が表面を覆う現象を意味するラテン語の fervere（沸く）が語源．発酵食品には酵母*，カビ*，細菌*などが関与する．紅茶は生葉中の酵素*作用を利用して作り微生物は関与しないが慣習的に発酵茶と呼ぶ． →腐敗

発色剤 (colorizing agent)

特定の呈色*や色素を生成するために用いる試薬*．比色分析*で目的物質を呈色*させて定量*するときやクロマトグラフィー*で分離された目的物質を確認するときに用いる．

バッター (batter)

小麦粉に対してその重量の 100~300% の水を加えた流動性のある軟らかい生地．フライの衣，クレープおよびホットケーキの生地がある．調理目的に応じて水の割合を変えて流動性を調整*する．フライの場合，衣のショートニング（クリスピー）性*を高めるために水の温度を下げあまり混合しないでバッターを調製*する．

→ドウ，グルテン

パネル（パネラー，パネリスト） (panel, panelist)

官能評価*の測定手段として選ばれた人の集団．その構成員をパネラーまたはパネリストという．

バーフォード試薬 （しやく） (Berford's reagent)

還元糖*の確認試薬*．酢酸第2銅を酢酸溶液あるいは乳酸溶液などの弱酸性溶液に溶解して調製*する．2糖類*ではこの反応が緩慢なので，単糖類*と2糖類の区別に用いることができる．

バーフォード反応 (Berford's reaction)

単糖類* と 2 糖類* が酸性銅試薬（バーフォード試薬*）を還元* する能力が違うことからこれらを区別する反応. この試薬* を少量加えて加熱* すると単糖類は早く反応して微黄赤色の酸化第 1 銅* の沈殿* を数分で生じるが，2 糖類は反応が緩慢で約 10~20 分で反応を示す.

パラフィン (paraffin)

中程度の分子量* をもつ飽和炭化水素の総称. 揮発性がなく，加熱* により低粘度の液体になる. 毒性が低く化学的安定性が高い. 水を含まないものにはよくなじむので，食品組織の包埋剤* によく用いる. 常温で固体のものをパラフィン，液体のものは流動パラフィン（liquid paraffin）という.

バルサム (balsam)

松ヤニ等の植物性樹脂を精製したもの. カナダバルサムは透明度が高く，ガラスに近い屈折率をもつので，プレパラート* の封入* 剤，光学ガラスの接着剤に用いられる.

バレイショ・ブドウ糖寒天培地 (potato dextrose agar medium)

真菌* 用の代表的培地*. ポテト・デキストロース寒天* 培地，PDA ともいう. バレイショ 300 g を蒸留水 1,000 mL で煮出し，ろ過* する. 煮出液にブドウ糖* 10 g，寒天 15 g 加えて滅菌* して調製* する.

パンクレアチン (pancreatin)

すい臓から分泌される酵素* 製剤. 主なものは，α-アミラーゼ*，トリプシン*，リパーゼ* である. 黄白色の粉末で消化酵素剤として利用される. デンプン* やタンパク質* の加水分解* 実験によく用いられる.

pH (pH)

水素イオン濃度指数*. 溶液の酸性，アルカリ性の指標で，中性は pH 7.0，pH 7.0 より小さい場合は酸性，大きい場合はアルカリ性と定義される. pH 試験紙*，pH メーター* によって測定される.

pH 試験紙 (pH-test paper)

ろ紙* 片に pH 指示薬* をしみ込ませて乾燥した試験紙. 試料溶

液をしみ込ませ，その直後の変色*を標準変色表と比較してpHを簡便に知ることができる．試料溶液に長く浸すと指示薬が溶出したり，着色溶液では色素が収着*したりして正確なpHが測定できない．変色域が全pH領域にわたり概略のpHを知ることができるユニバーサルpH試験紙*と，測定域は限られるが0.1単位のpHを測定できる多種類の個別pH試験紙がある．　　　　→pHメーター

pHメーター　　　　　　　　　　　　　　　　　　　　**(pH meter)**

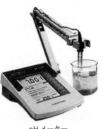

pHメーター

pH*を電気的に測定する計器．ガラス電極*（検液の水素イオン濃度に応じて電位差を発生する電極）と比較電極*（ガラス電極に対応して電位差を正しく決定する電極）との間に生じる電位差を計測してpHを測定する．液温による変動を補正する温度補償電極を含めて3本を一体化した複合電極が一般的である．pH試験紙*では困難な着色溶液でも容易に測定できる．電極は強くふきこすったり，乾燥させたりしてはならない．試料液成分が電極に付着しやすいのでよく洗浄*しなくてはいけない．使用前にpH標準液でpHメーターを校正*する必要がある．pHメーターの電極を白金電極と比較電極に交換すると，酸化還元電位（redox potential）が測定できる機能を備えているものが多い．

ビウレット反応　　　　　　　　　　　　　　　　　**(biuret reaction)**

タンパク質*の呈色反応*の1つ．2つ以上のペプチド結合*とアルカリ性銅試薬が錯体*を形成して紫色に呈色*する反応．タンパク質の定性*的検出とともに定量*にも利用される．タンパク質の違いによる発色率の違いが小さい．

ビーカー　　　　　　　　　　　　　　　　　　　　　　**(beaker)**

円筒形平底のガラス*器具でこぼし口があり，試薬*や試料を溶かして溶液を調製*したり，種々の化学反応や加熱*・冷却等したり化学実験では頻繁に用いられる．他にポリエチレン，テフロン*，ステンレスのビーカー等もある．種々の容積（普通10 mL~10 Lまでが使いやすい）がある．胴部の目盛りは目安で不正確．背の高いトール

トールビーカー　　ビーカー

ひ

ビーカー，口が少しすぼまったコニカルビーカー* もある.

比較電極 (reference electrode)

溶液中の化学成分の濃度変化に左右されず，常に一定電位を示す電極. イオン電極*（ガラス電極*）に対応して，電位差を正しく決定するために必要な電極.

B 型（回転）粘度計 (B type (rotational) viscometer)

液体の中でローターを一定速度で回転させたときに生じる粘性摩擦トルクを検知して液体の粘度* を測定する粘度計*. 共軸円筒形（coaxial cylinder）の形式で外筒回転型と内筒回転型がある. 懸濁* 液の粘度測定に適する. →回転粘度計

比活性 (specific activity)

酵素* タンパク質* 1 mg あたりの活性. たとえば，unit/mg または mole protein で表わす.（1 unit は，1 分間に 1 μmol の基質を変化させるのに必要な酵素量）. この値は酵素の精製度（純度）の指標になる.

光分解 (photolysis)

光（蛍光灯を含む）を照射して物質を分解すること. 光はエネルギーをもつので，たとえば，ビタミン B_2*（リボフラビン）に可視光線* を当てると分解がおこり，アルカリ性ではルミフラビン*，中性または酸性ではルミクローム（lumichrome）となる. ルミフラビンは疎水性で黄緑色の蛍光* を発するので，クロロホルム* に移して定性* 的確認ができ，蛍光の強さを蛍光光度計* で測定してビタミン B_2 が定量* できる.

非還元糖 (non-reducing sugar)

還元* 性を示さない糖. ショ糖* やトレハロースのように還元基同士でグリコシド結合* して生成した二糖類* は，非還元糖となる. →還元糖

ピクリン酸 (picric acid)

$C_6H_2(OH)(NO_2)_3$，分子量* 229.11 の黄色板状結晶化合物. 水溶液は弱酸性. エスバッハ試薬としてタンパク質* 沈殿剤に用いられる. 還元糖* と反応して -NO_2 が 1 つ -NH_2 になったピクラミン酸（picramic acid）は赤色を示し，還元糖の確認や比色分析* によ

る定量* にも利用できる.

非酵素的褐変反応　　　（non-enzymatic browning reaction）

酵素* が関与せずに褐変* する反応. アミノ酸* やタンパク質* 等
と還元糖* が加熱* により褐変する反応として知られるアミノ・カ
ルボニル反応*（メイラード反応），アミノ成分が関与しないで糖が
加熱により褐変するカラメル化* 反応がある.

PCR 法　　　（polymerase chain reaction method）

DNA（デオキシリボ核酸）の特定の塩基配列だけを選択的に増
幅させる方法. ポリメラーゼ連鎖反応ともいい，DNA ポリメラー
ゼによる酵素* 反応を利用する. 微量のゲノムや RNA（リボ核酸）
からも選択的に増幅でき，病原部位生物の検出，コメ品種および遺
伝子組換え食品の鑑定や診断等にも用いられる.

比重　　　（specific gravity）

4℃ の純水* の密度* に対する物質の密度の比. その物質の基本
的特性値で無名数. 温度により大きく変動するので，必ず温度を示
すか，一定温度の比重に換算して示す. 食品にあっては簡便な鮮度
判定法* や牛乳の加水の判別，食品成分の濃度の調整* 目安として
よく用いられる.

比重瓶　　　（pycnometer）

液体や固体の比重* を測定するガラス* 計量器. ピ
クノメーターともいう. 比重ビンにはワードン型，
目盛り付き，ハーバード型，ゲーリュサック型など
種々ある. ワードン型で比重を求める場合は，一定
温度で[比重瓶の重量(W)]，[試料入りの比重瓶の重
量(W_1)]，[水入りの比重瓶の重量(W_2)]をそれぞれ
測定し，$(W_1-W)/(W_2-W)$により算出する.

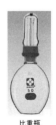

比重瓶
（ワードン型）

比色管　　　（color comparison tube）

目的物質の含量をその呈色* の濃度を比較して調
べるときのガラス器具. 目盛り付き円筒平底の共栓容
器. 比色管立ては比色しやすいように白色板で作っ
てある. 標準溶液* の色の濃度と同じになるまで目
視で希釈し，その倍率で含量を評価する.

比色管

→比色分析

比色計　　　　　　　　　　　　　　　　　（colorimeter）

　試料溶液の色の濃度を測定する機器．照射する光を出す光源ラン
プ，その可視光線*を分光する分光器*（たとえばフィルター），透
過した光の強度を図る測光部（たとえば光電子倍増管），光が透過
した割合（透過率）または反対に吸収された度合（吸光度*）を示
す表示部（デジタル表示部，記録部）からなる．波長純度の高い入
射光が必要な精度の高い測定の場合は，分光光度計*を用いる．

比色分析　　　　　　　　　　　　　　（colorimetric analysis）

　試料溶液の色の濃度を測定し目的物質を定量*する方法．目的物
質に色がなくてもこれと反応する試薬*を作用させ，特有の安定な
発色をさせ，あらかじめ作成した検量線*から定量することができ
る．一度に多数の試料の定量ができることが特徴で，測定には比色
計*や分光光度計*を用いる．　　　　　　→ランバート・ベールの法則

歪率　　　　　　　　　　　　　　　　　　　（strain rate）

　物体に力を加えたときの変形（歪）や加わった歪の割合．ゲル*
（ゼリー）状食品の調理では，型から取り出したときの歪の割合を
いう．歪率（％）＝[(a-b)/a]×100（a，型から取り出す前の試料中
心部の高さ；b，型から取り出して1分後の試料中心部の高さ）．

微生物　　　　　　　　　　　　　　　　（microorganism）

　微小な単細胞生物．慣習上の概念で学問分野によりその範囲に差
がある．食品学上は，細菌*，真菌*，原生動物*の総称として解釈
してさしつかえない．

ヒ素　　　　　　　　　　　　　　　　　　　（arsenic）

　As，原子番号 33，原子量* 74.92 の元素．天然に遊離して存在
することもある．ニンニク臭があり，水蒸気とともに揮発し，強い
還元*性がある．単体のヒ素は無毒と考えられているが，ヒ素化合
物は極めて有毒である．還元糖*の分析法であるソモギー・ネルソ
ン法*ではヒ酸2ナトリウム（$Na_2HAsO_4 \cdot 7H_2O$）が用いられる．

ひだ折りろ紙　　　（pleated filter paper）

　ひだ状に 32 等分の折り込みを付けたろ
紙*．ろ紙を4つ折りで使うよりろ過*面
積が大きいので，速くろ過*したいときに
用いる．折るとき中心部を折込むと穴があ

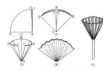

ヒダろ紙の折り方

きやすいので中心部は折り込まない.

ビタミン A　　　　　　　　　　　　　　　　　　　　(vitamine A)

イオノン核にイソプレンの共役2重結合（-C=C-C=C-C-）の炭素鎖が結合した構造をもつ一群の化合物. 脂溶性ビタミンの1種. ビタミンA（V. A）にはV. A_1 アルコール（レチノール*），V. A_1 アルデヒド（レチナール），V. A_1 酸（レチノール酸），V. A_1 エステルやV. A_2 アルコール（デヒドロレチノール）等がある. 食品からのエーテル* 抽出* 物をアルミナカラムで分画* 後，3塩化アンチモンによる比色分析*（カールプライス法，Carr-Price method）や，高速液体クロマトグラフィー* で定量* する. バター，卵黄，タラ肝油に多く含まれる. V. A は炭素鎖に不飽和結合をもつので酸化* されやすく，とくに日光等の光で促進される.

ビタミン C　　　　　　　　　　　　　　　　　　　　(vitamine C)

化学名アスコルビン酸（ascorbic acid）. 水溶性ビタミンの1種. 還元* 型と酸化* 型（デヒドロアスコルビン酸）がある. 食品中では還元型が多く，メタリン酸溶液で抽出してインドフェノール* 滴定法で定量* できる. 抽出液が有色のときは酸性白土* で脱色* し，粘性* が高いときは遠心分離* するとよい. 熱，酸素，酵素*，金属（Cu，Fe など）によって酸化されやすい. 柑橘類，キウイフルーツ，イチゴ，緑黄色野菜，緑茶に多い. 酸化や褐変* 防止の目的によく用いられる. 酸化型ビタミンC は，2, 4-ジニトロフェニルヒドラジンを用いて発色させ比色分析* で定量できる.

→アスコルビン酸酸化酵素

ビタミン B_1　　　　　　　　　　　　　　　　　　　(vitamine B_1)

化学名チアミン（thiamine）. ビタミンB 群の1種で水溶性. 食品中に含まれるビタミンB_1（V. B_1）は主としてピロリン酸エステルとして存在. アルカリ性で酸化* されてチオクローム* となり蛍光* をもつので，V. B_1 の定性*，定量* に利用される. 最近は高速液体クロマトグラフィー* で定量される. ブタ肉，マメ類に多く含まれる. アノイリナーゼ（aneurinase）は，V. B_1 を分解する酵素*で，魚介類，ワラビ等に含まれる. ニンニクやネギのアリインはアリイナーゼ（alliinase）でアリシンとなり，V. B_1 と結合してアリチアミン（allithiamine）になるとアノイリナーゼの作用を受けない.

ビタミン B₂ (vitamine B₂)

化学名リボフラビン（riboflavine）．ビタミン B 群の 1 種で水溶性黄色針状結晶．食品中では大部分ヌクレオチドとのエステル型として存在．アルカリ中で光分解* されて脂溶性の蛍光* 物質であるルミフラビン* になり，定性*，定量* に利用される．肝臓，卵黄，緑黄色野菜，酵母* に多く含まれる． →光分解

非タンパク態窒素 (non-proteinaceous nitrogen)

タンパク質* ではない含窒素成分．残余窒素ともいう．アンモニア*，尿素，尿酸，プリン誘導体，アミノ酸*，ペプチドなど．食品の鮮度が低下すると非タンパク態窒素が増加するので，鮮度判定法* にも利用される．5% トリクロロ酢酸* で沈殿* しない画分の窒素量として測定される． →トリクロロ酢酸

必須アミノ酸 (essential amino acid)

アミノ酸* のうち食品として摂取しなくてはならないアミノ酸．ロイシン，イソロイシン，バリン，メチオニン，スレオニン（トレオニン），トリプトファン*，リシン，フェニルアラニン* およびヒスチジンの 9 種類とされる． →アミノ酸スコア

非ニュートン流動 (non-Newtonian flow)

ポタージュスープや高分子* 溶液のように粘性*（ずり速度*）が外力（ずり応力*）に比例しない流動．このような液体を非ニュートン流体という． →ニュートン流動

非破壊検査法 (non-destructive inspection, NDI)

食品の構造を破壊せずにその成分の測定や異物の検査，微生物* 汚染などを測定する方法．外部から近赤外線*，放射線，電磁波，超音波などを照射し，その応答を計測して測定する．果実の糖度の検査などに利用される．

ppm (part(s) per million)

百万分のいくつにあたるか（百万分率）を示す単位．たとえば 1 ppm のショ糖* 溶液の場合，その溶液 1 L 中に 1 mg のショ糖を含むことを示す．

ピペット (pipette)

液体および気体の一定量を測定，分取できる計量器．ホールピ

ペット*, メスピペット*, コマゴメピペット*, メカニカルピペット* (マクロピペット*, マイクロピペット*) 等種々ある.

ビュレット　　　　　　　　　　　　　　　　（**burette**）

　溶液を滴下し, その流下した液量を目盛りで読み取る
ガラス計量器. 滴定*操作に用いる. 光線の影響を防ぐ
ために褐色のものもある. コックを全開にして一気に
流下させてはいけない. 最小目盛の間の液量は目測*で
10 等分して読み取る. コックがテフロン*製のものは
ワセリン*を塗布する必要がない. 多数回滴定する場合
は, 不足する溶液を簡単に補給できる自動ビュレットを
用いると便利.　　　　　　　　　　　　　→メニスカス

ビュレット

標準寒天培地　　　　　　（**standard methods agar medium**）

　微生物*の大部分を培養できる培地*. 生菌数*の測定等に用い
る. 酵母*エキス寒天培地（ペプトン 5 g, 酵母エキス 2.5 g, ブド
ウ糖*1 g, 粉末寒天 12 g, 蒸留水 1,000 mL）がよく用いられる.

標準誤差　　　　　　　　　　　　　　（**standard error, SE**）

　標準偏差*（SD）をサンプル数（実験値の数, 標本数, N）の
平方根で割ったもの（$SD/\sqrt{N}$）. 調べたいデータ全体（母集団,
population）の平均値の幅の推定量で, バラつき度合（精度）を意
味する. 母集団からある数の標本を選ぶとき, 選ぶ組み合わせに
よって統計量がどの程度ばらつくかを, 全ての組み合わせについて
の標準偏差で表したものをいう. 値は標準偏差より小さくなる.

　　　　　　　　　　　　　　　　　　　　　　　　→標準偏差

標準偏差　　　　　　　　　　　　　　（**standard deviation**）

　平均値のバラツキを表わす数値. 理論的な分散度の取扱いには
分散*が適するが, 平均値と次元を合わせるために, 分散（σ*）の
正の平方根として計算する. 標準偏差（$S = \sigma^{1/2}$）が大きいものは,
データの分散度が大きいことを示す. バラツキのあるデータの平均
値には示すことが求められる. 不偏分散から計算された標準偏差は
不偏標準偏差といい, 一般的には不偏標準偏差が用いられる. Excl
ソフトでは, 標準偏差は STDEVP で, 不偏標準偏差は STDEV で
計算される.　　　　　　　　　　　　　→分散, 変動係数

標準溶液 （standard solution）
<small>ひょうじゅんようえき</small>

濃度の精確にわかった溶液．基準となる標準溶液を1次標準溶液（primary standard solution）といい，これを用いて濃度を決定した標準溶液を2次標準溶液（secondary standard solution）という．2次標準溶液はさらに標定* に用いてはいけない．

標定 （standardization）
<small>ひょうてい</small>

溶液の濃度をこれと反応する標準溶液* を用いて滴定* 等によって決定すること．たとえば，水酸化ナトリウム* 溶液の濃度をシュウ酸* 標準溶液を用いて中和滴定* によって標定するように，純度が不明確な試薬* の濃度は，標定してから分析に用いる．

→ファクター

評点法 （ranking method）
<small>ひょうてんほう</small>

食品の特性の強さや好ましさを点数化して評価する官能評価* 法．直接点数を付ける場合と数値に言葉を対応させる場合があり，点数のきざみによって 7~10 段階評点法がある． →採点法

秤量 （weighing）
<small>ひょうりょう</small>

重さを秤ること．また，誤差* なく秤り取ることができる最大質量*．化学分析では，短時間に正確に秤量できる電子天秤* の使用が主流になった． →風袋

秤量カン（ビン） （weighing equipment）
<small>ひょうりょう</small>

秤量* する際に用いるふた付き容器．金属製，ガラス* 製，ポリプロピレン製等がある．水分* の定量* に用いる場合には，乾燥温度より 10℃ 以上高い温度で加熱* して恒量* にしてから使用する．

微量拡散法 （microdiffusion method）
<small>びりょうかくさんほう</small>

コンウェイ* のこと．

ピロリン酸 （pyrophosphric acid）
<small>さん</small>

$H_4P_2O_7$，分子量* 177.98．2リン酸，オルトリン酸*（正リン酸）の加熱* によって得られる4塩基酸．ピロリン酸のエステルは，高エネルギー化合物として ATP*，ADP*，また，ヌクレオチド，補酵素の構成成分として生体に普遍的に存在する．

ひ

ピンセット　　　　　　　　　　　　　　　　　(pin-cette)

　小さなものや素手で触れたくないものを取り扱うのに用いるV字型の器具．ステンレス製のほか，テフロン*製，竹製もある．先のとがっているもの，丸めてあるもの，歯科用の先が曲がっているもの，大きさも数センチ〜数十センチまでいろいろある．

ファクター　　　　　　　　　　　　　　　　　(factor)

　表示してある標準溶液*の精確な濃度を示す表示法．たとえば，表示濃度0.1 Nの標準溶液のファクター（f）が0.9971の場合，精確な濃度は，0.1×0.9971=0.09971（N）である．このとき，「0.1 N（標準溶液名称），f=0.9971」と表示する．　　　　　→標定

ファリノグラフ　　　　　　　　　　(Brabender farinograph)

　小麦粉の吸水率*およびドウ*形成時間，安定度，弱化度などの混捏特性を測定する機器．小麦粉をミキサー部分に入れ，混捏しながら一定の硬さになるように水を加え，ドウを形成させる．得られた応答図をファリノグラムという．　　　　→エクソテンソングラフ

フィルアップ　　　　　　　　　　　　　　　　(fill up)

　液体を加えて一定容積にすること．メスフラスコ*やメスシリンダー*に所定の目盛りまで液を満たすときによく用いる．メスフラスコの場合，共栓部のふくらみや標線の上部に付着した液は，細く切った乾燥したろ紙*で吸い取ること．　　　　　→メニスカス

風解性　　　　　　　　　　　　　　　(efflorescency)

　水和物結晶が空気中で水分を失い結晶が壊れる現象．空気中の水蒸気圧が結晶の蒸気圧より低いと結晶水*が蒸発するので風解がおこる．$Na_2SO_4 \cdot 10H_2O$ は風解して Na_2SO_4 となる．　　　→潮解性

風乾　　　　　　　　　　　　　　　　　(air-drying)

　常温常圧下で乾燥剤を用いず，空気中でそのまま水や溶剤を飛ばして乾燥すること．乾燥中にホコリがつかないように三角フラスコ*やビーカー*などは逆さにするとよい．加熱*乾燥できないピペット類*やメスフラスコ*等を急いで乾燥したい場合，エタノール*とエーテル*で置換*すると乾燥が早い．

風袋　　　　　　　　　　　　　　　　　　(tare)

　物質を秤量*するときに用いる秤量カン（ビン）*や薬包紙*等の

容器. 秤量するときは風袋を差し引く必要があるが, 電子天秤* ではボタン操作で簡単にできる.

封入 (ふうにゅう) (mounting)

顕微鏡* 用の永久標本* を作る最終工程で, スライドガラス* 上の切片* にバルサムや合成樹脂等を落とし, カバーガラス* で封じること. これらの樹脂を封入剤といい, ガラス* に近い屈折率* をもつので光が乱されず観察しやすくなるとともに, 標本を劣化させる酸素や水分等の侵入を防ぐことができる.

フェニルアラニン (phenylalanine)

芳香族アミノ酸* で必須アミノ酸* の1つ. 分子量* 165.19. 3文字表記 Phe, 1文字表記 F. 水に溶けにくい. チロシン* 同様キサントプロテイン反応を示す. フェノール試薬* の呈色* アミノ酸の1つ. 合成高甘味度甘味料のアスパルテームを構成するアミノ酸でもある.

フェニルヒドラジン (phenylhydrazine)

$C_6H_5NH \cdot NH_2$, 分子量* 108.14. 無色の液状物質で, 融点* 24℃, 冷却すると板状または柱状晶となる. 塩酸塩 (式量* 144.60) は, 葉状晶で昇華* 性があり, 水に易溶. 還元糖* と反応してオサゾン* を形成する.　　　　　　　　　　　→オサゾン

フェノール (phenol)

C_6H_5OH, 分子量* 94.11, 融点* 40.9℃. ベンゼン環にヒドロキシ基 (水酸基) が1個置換* したもので, 潮解性* のある無色の結晶. 特異臭があり, 殺菌作用がある. 糖質* の一般呈色反応であるフェノール-硫酸反応* の試薬* として用いられる. フェノール樹脂の原料や医薬品の原料としても用いられる.

フェノール試薬 (しやく) (phenol reagent)

タンパク質* 定量* 用試薬* の1つ. フォリン試薬ともいう. pH 10付近でタンパク質のチロシン*, トリプトファン*, フェニルアラニン* 残基と反応して青藍色を呈する. 比色分析* により定量* する.

フェノールフタレン (phenolphthalein)

中和滴定*, とくに弱酸* と強塩基* の中和滴定の指示薬* として

用いられる．水に難溶であるが，アルコールに可溶．変色域は pH 8.2~10.0 で，無色から紅色に変色* する．中和点は淡紅色が 30 秒間持続する点とする．

フェノール-硫酸反応（りゅうさんはんのう）　　　（phenol-sulfuric acid reaction）
炭水化物* に共通の呈色反応の１つ．糖類は硫酸* によってフルフラールやその誘導体* を生じ，フェノール* と反応して黄色～橙色に発色する．濃度が高いと黒褐色となる．多糖類でも呈色* する．定性* 的確認や比色分析* による定量* に利用される．

フェノール類（るい）　　　（phenols）
ベンゼン環の水素原子をヒドロキシ基（水酸基）で置換* した化合物．ヒドロキシ基の数に応じて１価フェノール，２価フェノールと呼び，２価以上を多価フェノールあるいはポリフェノール* という．もっとも単純なものがフェノール* である．植物に含まれるフラボノイド* などのポリフェノール類は天然抗酸化物質である．

フェリシアン化カリウム（か）　　　（potassium ferricyanide）
$K_3[Fe(CN)_6]$，式量* 329.25．赤色の結晶なので赤血塩ともいう．化学反応の酸化* 促進剤，たとえば，ビタミン B_1* を水酸化ナトリウム* とともに作用させて蛍光* 物質であるチオクローム* に変換する酸化剤* として用いられる．酸化* 型はフェロシアン化カリウム（potassium ferrocyanide），$K_4[Fe(CN)_6]$（黄血塩ともいう，式量* 368.35；通常は 3 水和物）．

フェーリング反応（はんのう）　　　（Felling's test）
還元* 性物質とアルカリ性銅試薬（フェーリング試薬）との沈殿反応．還元糖* はフェーリング試薬中の Cu^{2+} を還元して酸化第１銅（CuO）の赤色の沈殿* を生じ，糖はアルドン酸（アルドースのアルデヒド* 基が -COOH になった誘導体，aldonic acid）になる．還元糖の確認に用いる．ショ糖* の様な非還元糖* は反応を示さない．　　　　　　　　　　　　　　→銀鏡反応，ベネディクト反応

フォンダン　　　（fondant）
高濃度の加熱* した砂糖*（ショ糖*）溶液を冷却して過飽和溶液* とし，撹拌して細結晶化したクリーム状の製菓材料．砂糖を 105~115℃ まで加熱後 40℃ まで静置して冷却後撹拌すると，細かい結晶が分散した粘りのあるフォンダンとなる．結晶の状態は，温

度，冷却速度，撹拌条件などによって異なる．砂糖溶液を高温にすると，飽和溶液*となる温度も高まり，結晶核の形成が容易となり結晶形も大きくなる．細結晶化するために，少し泡立てた卵白*，レシチン，転化糖*，酒石酸水素カリウム（酒石英）などが副材料として利用される．

不活性ガス (inert gas)

窒素，ヘリウム，アルゴン等他の化学物質との反応性に乏しい（不活性な）気体．酸化*を防いで反応を進めたい場合に，反応容器を窒素ガスで置換*したり，窒素気流中で行ったりする．ガスクロマトグラフィー*のキャリヤーガス*や食品の酸化による劣化を防いで長期保存するために窒素ガス充てんする等いろいろ使われる．

不ケン化物 (unsaponifiable matter)

水に不溶，エチルエーテル*に可溶のケン化*できない物質．油脂*，ロウ（ワックス）などの単純脂質の水酸化アルカリによる加水分解*生成物であるアルコール類がこれにあたる．たとえば，高級アルコール，コレステロール*のようなステロール類，色素類，トコフェロール*などがある．不ケン化物の量は油脂の種類，採油方法の違いによって異なる．

ブタノール (buthanol)

$CH_3CH_2CH_2CH_2OH$，分子量* 74.12．ブチルアルコール．融点* -88.6℃，沸点* 117.9℃，有機溶媒*の1種で無色の液体．水に対する溶解度*は 6.84 g/100 g（20℃）で，一部しか溶けないので水溶液に加えてその中の疎水性物質の抽出や，水溶液中で不安定な試薬*を安定化するためにブタノール飽和水がよく用いられる．構造の異なる4種の異性体*がある．　　　　　　→イソブタノール

付着性 (adhesiveness)

付着しやすさ．食品のテクスチャー*を表わす用語で，歯，舌，口腔に付着した物質を取り去るのに必要な力をいう．

普通染色 (general staining)

微生物*の光学顕微鏡観察を容易にするために行う最も一般的な染色*．メチレンブルーが染料として用いられる．

普通ブイヨン培地　　　　　　　　　　（nutrient broth medium）

肉エキスを用いた細菌*用の培地*. たとえば, 肉エキス5 g, ペプトン10 g, 食塩 2~3 g, 蒸留水 1,000 mL (pH 7.0~7.4) の組成が用いられる.

フックの法則　　　　　　　　　　　　（Hook's law）

物体に加わった応力（単位面積あたりの力, P）と歪（γ）が比例するとした法則. 両者は, $P=E\gamma$ の関係式で表わすことができ, 比例定数である E を弾性率といい, 伸び変形の弾性率をヤング率 (Young's modulus) という. 弾性率の逆数（$J=1/E$）は, コンプライアンス (compliance) といい, 軟らかさの指標となる.

　　　　　　　　　　　　　　　　→粘弾性, ニュートンの法則

沸点　　　　　　　　　　　　　　　　（boiling point）

液体の蒸気圧が外気圧と等しくなったときの温度. 沸騰点ともいう. b. p. と略記. 特記しない限り, 外気圧 760 mmHg に対する温度で示す. たとえば, エチルエーテル* 34.6℃, アセトン* 56.12℃, クロロホルム* 61.0℃, メタノール* 64.7℃, n-ヘキサン* 68.74℃, エタノール* 78.3℃, 水 100℃, 酢酸* 118℃ である. 減圧すると通常より低温で沸騰* するので液体の濃縮* 乾固に利用される.　　　　　　　　　　　　　　　　　　→エバポレーター

沸騰　　　　　　　　　　　　　　　　（boiling）

液体の蒸気圧（飽和蒸気圧）が外気圧と等しくなり, 液体の内部からも気化してさかんに気泡が発生する現象. このときの温度を沸点* という. 液体の表面のみから気化する場合は蒸発 (vaporization) という.

沸騰石　　　　　　　　　　　　　　　（boiling stone）

液体を沸騰* させるとき, 突沸* を防止し, 円滑な沸騰を持続させるために加える多孔質の固体. 沸石ともいう. 沸石の成分の溶出を嫌う場合には, キャピラリ* の一端を閉じたものを用いるとよい.

沸騰浴　　　　　　　　　　　　　　　（boiling bath）

水を沸騰* 状態にしてある湯浴*. 100℃ の一定温度で加熱* する場合に利用する. 牛乳のように液体食品を乾固するとき, 沸騰浴で加熱すると突沸しないでよい. 100℃ 以上に加熱したい場合は, 水の代わりにシリコン油等を用いた油浴 (oil bath), 洗浄した海砂*

を用いた砂浴（sand bath），ガラス繊維で被覆した発熱線をガラス布で包んだマントルヒーター（mantle heater），器具の形状に合う穴のあるアルミブロックで加熱するドライブロックバス（dry block bath）を用いる． →恒温（水）槽

不凍水 （unfrozen water）

食品を凍結したとき，凍結しない水．食品成分と相互作用の特に強い結合水* や束縛水の一部の水．これに対して自由水* は凍結しやすい水である．不凍水量は，たとえば示差走査熱量測定* で食品試料を -90℃ 程度まで冷却後昇温して凍結した水の融解により凍結水量を測定し，全水分量から差し引いて求めることができる．

→自由水

ブドウ糖 （glucose）

$C_6H_{12}O_6$．分子量* 180.16．単糖類* の１種で代表的な６炭素（炭素６つからなる糖）．グルコース（Glc と略記）．アルデヒド* 基をもつアルドース* で，典型的なフェーリング反応* を示す．環状構造をとるとアノマー（anomer）と呼ばれる α 型と β 型の光学異性体を生ずる．血糖のほか天然に広く存在し，多くのオリゴ糖* や多糖* の構成糖となっている．ショ糖* の約 1/2 の甘味を示し，α 型は β 型より甘味が強い． →バイオセンサー

フードマイレージ （food mileage）

生産地から食卓までの輸送距離（km）に食品の輸送量（トン，t）を乗じて算出した数値．この値が小さいものほど食料の輸送に伴い排出される炭酸ガス*（二酸化炭素）が少なく，地球環境に与える負荷が少ないと評価する．

腐敗 （putrefaction）

微生物がもたらす変化のうち好ましくない現象．色，におい，味，組成の悪変をもたらす．腐敗に至る品質劣化程度は種々の鮮度判定法* で調べることができる． →発酵

不飽和溶液 （unsaturated solution）

まだ溶質を溶解させる能力のある溶液． →飽和溶液

フラスコ （flask）

口のすぼまったガラス* 容器．液から出る蒸気や液を加えたとき

のはねた液がビーカー* に比べて容器外に出にくいために，種々の化学反応，加熱*，冷却，撹拌，混合，抽出*，蒸留，滴定*，計量，培養等に広く用いられる．形状により三角フラスコ*，丸底フラスコ，平底フラスコ，ナス型フラスコ*，ケルダールフラスコ，メスフラスコ* 等種々ある．内容物の飛び出しを防ぐために共栓のフラスコや，遮光が必要な場合は褐色のものを用いる．

プラズマ低温灰化（ていおんはいか）　　　(plasma low temperature ashing)

200℃ 以下で試料の灰化* を行う方法．高周波発振機を用いて酸素ガスを活性なプラズマ状態として灰化する．乾式灰化* に比べて元素の揮散が少なく，低沸点元素の銀，カドミウム，ヒ素*，スズ，セレン等の灰化に適する．水銀はこの方法でも一部揮散する．

ふ

ブラベンダー・ビスコグラフ　　　(Brabender viscograph)

デンプン* や小麦粉等のデンプンを含む粉体の懸濁* 液を撹拌しながら一定速度で昇温，あるいは下降させて粘度* を測定する装置．アミログラフ（amylograph）ともいう．レオロジー* 測定装置の 1 つ．粘度曲線（アミログラム，amylogram）から図のような実用的に重要な特性値（粘度上昇温度，最高粘度，最高粘度到達温度，ブレークダウン*，最低粘度，最終粘度，セットバック）を読み取ることで，デンプンの糊化* および初期の老化* 過程が評価できる．現在はより少量の試料量で短時間に測定できるラッピドビスコアナライザーの利用が主流である．　　　　　　　　　　　　　→ラッピドビスコアナライザー

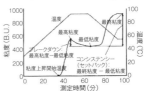

トウモロコシデンプンのアミログラフ

フラボノイド　　　(flavonoid)

フラボンを母核とする水溶性植物色素の総称．広くはフラボノイド系色素と呼び，紅色のアントシアニン* 類，カテキンのようなフラバノール類を含むが，狭くはフラボン，フラボノール，イソフラボンのようなフラボノイド類をいう．狭義のフラボノイド類は無色～黄色の色素で，酸性で無色，アルカリ性で黄色を呈する．カリフラワーに食酢を入れて加熱* すると白く煮上がり，小麦粉をかん水* で練ると黄色になる（中華麺生地）のはこのためである．また，Fe^{3+} を加えると青紫～青褐色を示す．

プランジャー　　　　　　　　　　　　　　　　（plunger）

食品の物性測定で，試料内に圧入される部品．試料と接触して力や歪を検出する．感圧軸，プローブ（probe）ともいう．円筒形，板状刃，ピアノ線等種々の形状のものがある．　　→レオメーター

ブランチング　　　　　　　　　　　　　　　　（blanching）

冷凍や缶・瓶詰め用等に果実・野菜を 85~100℃ で 0.5~7 分間の熱処理を行う下処理．冷凍野菜では，一部を除き，酵素* 類による変色* 防止・フレーバーやビタミンの保持・酸化* や凍結・解凍中の細胞破壊防止のために，凍結前に野菜を 80% 程度まで加熱* する．ブランチングした冷凍野菜を調理する場合は，ブランチングの程度を考慮して凍結したまま茹でる，煮る，蒸す，炒める等の急速加熱を行う．生野菜よりも短時間で調理できる．60℃ 付近の低温ブランチングも知られ，組織強度を高める作用があるので果実や野菜の缶詰製造で利用される．

ブリックス度　　　　　　　　　　　　　　　　（brix degree）

ショ糖* 溶液の濃度単位．20℃ における試料 100 g 中のショ糖の g 数を示したもの．ブリックス度（ºBx）の目盛りを付した浮秤（比重* 計の 1 種）で測定されるが，一般には，糖度計* で求めた示度（数値）をブリックス度として表わすことが多い．

ふり水　　　　　　　　　　　（sprinkle water on steamed rice）

もち米を蒸して強飯* を作る場合，蒸しているもち米の上に数回にわけて振る水．食塩を少量加えた水または食塩入りの酒が用いられる．ふり水の回数が増すにつれ，蒸し強飯の硬さは減少し，でき上がり飯重量が増す．　　　　　　　　　　　　　　　→強飯

フルクトース　　　　　　　　　　　　　　　　（fructose）

果糖* のこと．

ブルーミング　　　　　　　　　　　　　　　　（blooming）

新鮮な食肉の色調が空気に触れて紫赤色から鮮赤色に変化する現象．還元* 型ミオグロビン* が空気中の酸素と結合（酸素化）してオキシミオグロビン（oxymyoglobin）となり，色調が変化する．新鮮魚のえらが鮮赤色を示すのもこのためである．→ミオグロビン

ブルーム　　　　　　　　　　　　　　　　　　　　（bloom）

　カカオ脂やショ糖*の微結晶が表面に浮き出て灰褐色に変化する
現象．それぞれファットブルーム（fat bloom）やシュガーブルー
ム（sugar bloom）と呼ばれ，前者は油脂*の結晶構造が変化する
多形現象による．チョコレートを高温多湿で保存するとおこりやす
く，光沢や口どけが悪く品質が低下する．

プルラナーゼ　　　　　　　　　　　　　　　　　（pullulanase）

　酵素番号，EC 3.2.1.41．デンプン*のアミロペクチン等の
α-1,6-グルコシド結合のみを加水分解*する枝切り酵素．ただし作
用するには麦芽糖*以上の長さの分岐鎖が必要である．グルコアミ
ラーゼを共存させるとアミロペクチンはブドウ糖*までほとんど分
解できる．　　　　　　　　　　　　　　　　　　　→アミラーゼ

ブレークダウン　　　　　　　　　　　　　　　　（breakdown）

　デンプン*粒が加熱*により膨潤*して上昇した糊液の粘度*が，
膨潤粒の崩壊によって低下する現象．水溶き片栗粉が加熱されると
粘度が一気に高まるが，しばらくするとさらっとするのはこのため
である．ブラベンダー・ビスコグラフ*やラピッドビスコアナライ
ザー*で測定したときの最高粘度と最低粘度の差で求める．
　　　　→ブラベンダー・ビスコグラフ，ラッピドビスコアナライザー

プレパラート　　　　　　　（preparation, prepared slide）

　顕微鏡*観察に適するように作成した標本．永久標本*の場合を
除き，薄切*した切片*や微粉末をスライドガラス*にのせ，少量
の水等の溶媒を加えてカバーガラス*で覆ったもの．簡便的には，
余分の水分をろ紙*でよく吸い取り，カバーガラスの4辺をマニ
キュアで封じて水分の蒸発を抑えて鏡検*するとよい．

プロスキー法，プロスキー変法
　　　　　（Prosky method, modified Prosky method）

　酵素*・重量法を基本とした食物繊維*の定量*法．プロスキー法
は，試料を酵素処理したのち，分解されずに残った物質の重量から
食物繊維の量を算出する．プロスキー変法はプロスキー法の操作の
一部を変更して，水溶性食物繊維と不溶性食物繊維に分別*定量*
できる方法である．　　　　　　　　　　　　　　→食物繊維

ふ

プロテアーゼ　　　　　　　　　　　　　　　　　　　　(protease)

　タンパク質*およびペプチドのペプチド結合*を加水分解*する酵素*の総称. 動物起源のペプシン*, トリプシン*, キモトリプシン, 植物起源のパパイン, ブロメライン*, 微生物起源のズブチリシン等多数知られている. プロテアーゼによるタンパク質の分解は, たとえば, 遊離したアミノ基の増加をニンヒドリン*呈色*の変化や, トリクロロ酢酸*による沈殿*性の変化により知ることができる. ペプチド鎖の内部から切断するものをエンドペプチダーゼ (endopeptidase), ペプチド鎖の末端から順次切断するものをエキソペプチダーゼ (exopeptidase) といい, 基質特異性*を利用してタンパク質の構造解析にも用いる.

プロビタミン　　　　　　　　　　　　　　　　　　　(provitamine)

　体内に入ってビタミンの働きをする物質の総称. ビタミンA*の働きをするプロビタミンAには, カロテノイド*系色素のカロテン*類 (α-, β-, γ-カロテン等) やキサントフィル類のクリプトキサンチンがある (β-カロテンが最も効力が大きい). ビタミンD (V. D) の働きをするプロビタミンDには, エルゴステロール (ergosterol) (シイタケ等のキノコに含まれ, 紫外線の作用でV. D_2を生ずる) と7-デヒドロコレステロール (7-dehydrocholesterol, V. D_3) がある.

ブロメライン　　　　　　　　　　　　　　　　　　　　(bromelain)

　酵素*番号 EC 3. 4. 22. 4. パインアップルの果実や根茎中に含まれるプロテアーゼ*. 塩基性アミノ酸, 芳香族アミノ酸*のカルキシル基*側のペプチド結合*を優先的に加水分解*する. ゼラチン*に生パインアップルを用いるとゼラチンが分解されてゲル*化しないので, 加熱*してブロメラインを失活*させてから使う.

→ゼリー強度

フロント　　　　　　　　　　　　　　　　　　　　　　　(front)

　ろ紙*や薄層クロマトグラフィー*において, 試料が展開槽*中で担体*上を移動した溶媒*の先端. 展開が終わったら展開槽から取出し, 溶媒が乾かないうちに急いで鉛筆でフロント部分をトレースしておく.

→R_f

分液ロート　　　　　　　　　　　　　　　　　(separating funnel)

　溶媒*抽出*するためのふたとコックのついたロート状のガラス*

器具. 分液ロート内に抽出する物質を含む溶液と部分的にしか混じり合わないそれを溶かす溶媒を入れ，よく振り混ぜて抽出した後静置して2層に分離させ，コックを開けてド層の溶媒を分取する．たとえば，水溶液からのカフェインの抽出にはクロロホルム*，脂質*の分離・精製にはクロロホルム:メタノール*:水（1:1:0.9）がよく用いられる．

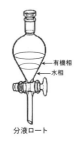

有機相
水相

分液ロート

分画 (fractionation)

複数の物質の中らか目的物を分別*すること．たとえば，塩析*，等電（点）沈殿*，アルコール沈殿，各種のクロマトグラフィー*を行って分画する．

分光（器） (spectroscopic diffraction, spectroscope)

任意の波長の光（単色光，monochromatic light）を取出すために連続した波長をもつ光を波長ごとに分散させること，また，その装置．フィルター，プリズム，回折格子，ホログラフィックグレーティング等の分光器を用いて分光する．比色計*や分光光度計*では分光器で得た単色光を用いる．精密な分光分析では波長純度の高い分光器である回折格子，ホログラフィックグレーティングによる単色光を用いる．

分光光度計 (spectrophotometer)

光源からの光を分光器*で分光し，任意の波長の単色光として試料溶液に入射し，試料の吸光に応じた透過光の強度を測光部（光電子倍増管）で計測して表示（デジタルおよびコンピューター処理）する機器．紫外線*領域の測定では試料溶液を入れるセル*には石英セルを用いる．赤外線*領域の測定では，赤外分光光度計（infrared spectrophometer）を用いる．　　　　　　　→比色計

分散 (dispersion, variance)

分散媒*に微粒子を散らばせること（dispersion）．統計では，平均値からのデータの散らばりの程度（バラツキの程度）を表わす値（variance）．実験で得られたデータの平均（$\overline{X}$）と各データ（X_1, X_2, X_3, … X_n）の差の2乗の和を，試料数（n）で除した値．（$n-1$）で除する場合は不偏分散といい，不偏分散から計算された標準偏差*は不偏標準偏差という．　　　　　　　→標準偏差

分散液 （dispersion）
ぶんさんえき

分散系* のこと.

分散系 （dispersed system）
ぶんさんけい

気体，液体，固体の微粒子が液体に分散* している液（系）．コロイド* 溶液は安定な液状を示して溶液に見えるが微粒子が分散している状態なので，分子分散状に溶解している通常の溶液（特に区別する場合は真正溶液という）とは異なる． →コロイド

分散質 （dispersoid）
ぶんさんしつ

分散系* の中に分散* しているもの．分散質が気体の場合は泡沫，液体の場合は乳濁液（エマルション*），固体の場合は懸濁* 液（サスペンション，suspension）という.

分散媒 （dispersion medium）
ぶんさんばい

分散系* にあって分散質を分散* させているもの．分散系* の連続相となるもの.

分散分析 （analysis of variance）
ぶんさんぶんせき

平均値の違いを検定* する統計手法の1つ．ANOVA ともいう．3群以上のデータに対して1つの平均値が他と違いがあるかを検定するときに用いられる．実験群に対して，1つの識別因子の効果を検定する場合は1元配置分散分析を用い，2つの因子の効果を検定する場合は2元配置分散分析を用いる．ただし，分散分析は，どの識別因子に違いがあるかを示すもので，どの群間に違いがあるのかを示すものではない．そのため，通常は分散分析を行って，統計学的に有意な差が認められたとき，多群比較検定を行う．しかし，多群比較検定の手法によっては分散分析が不要な場合もあるため，用いる多群比較検定に応じて分散分析を利用する.

分子量 （molecular weight）
ぶんしりょう

分子の相対的質量．質量数* 12 の炭素原子の質量を 12 としたときの他の分子の相対的質量で，通常分子を構成する原子量* の総和で求められる．M_w と略記される．M_r と記した場合は，ある分子の分子量と比較して計測した相対分子量（relative molecular weight）を意味する．分子量の小さなものを低分子*，大きなものを高分子*（通常 M_w 10,000 以上）という．分子量は質量分析*，サイズ排除クロマトグラフィー*，SDS-ポリアクリルアミドゲル電

ふ

気泳動*，浸透*圧等により測定される．

分生子 ぶんせいし (conidium)

栄養胞子の1種．いわゆるカビ*の胞子*といわれているものは，不完全菌のつくる分生子である．

分析型官能評価 ぶんせきがたかんのうひょうか (analytical sensory evaluation)

官能評価*法の1つで，品質の特性，試料間や標準と試料の差を検出する方法．分析型のパネル*，試料間の味や匂いの強さ，テクスチャー*の硬さや粘り等を評価するため，鋭敏な感度が必要なので訓練も必要になる．分析型の一部は非破壊評価法*の機器測定に移行する傾向がある．

分注器 ぶんちゅうき (dispending pipette)

液体を機械的に吸引，吐出して一定量ずつ分取する器具．分注できる容量が調節できるものが多い．

分注器

分銅 ぶんどう (weight)

表示されている質量*に等しい重り．異なる場合は単におもり（weight）という．計量法に適合した基準分銅（特級，1級，2級，3級），製造者が規格保証した適合分銅，形状により円筒型分銅，板状分銅等種々ある．素手で触らずピンセット*を用いる．

分配 ぶんぱい (partition)

ある物質が互いに完全に溶け合わない複数の液体に溶解するとき，それぞれの液体に溶ける割合が一定になる現象．その比を分配係数（partition coefficient）とい，溶媒*と温度が一定であれば物質について一定となる．　　　　　　　→分配クロマトグラフィー

分配クロマトグラフィー ぶんぱい (partition chromatography)

溶媒*（移動相*）と担体*に対する物質の溶解性（分配*）の差によって混合物をそれぞれの物質に分離するクロマトグラフィー*の1種．

分別 ぶんべつ (fractionation)

塩溶液の濃度や溶媒*の種類と濃度を変えて，目的とする物質を沈殿，または，溶解させて分離すること．たとえば，塩析*や等電（点）沈殿*，アルコール沈殿，選択的な溶解処理等が分別法として用

いられる.

分離機構 （ぶんりきこう） (separation mode)

クロマトグラフィー* の分離原理. 吸着*, 分配*, イオン交換*, サイズ排除（ゲルろ過）等の分離機構（分離モード）がある.

分離用ゲル （ぶんりようげる） (separation gel)

電気泳動* で試料の分離に用いるゲル*. ポリアクリルアミドゲル電気泳動* の一般的なゲル濃度は 7.5% が多い. 濃縮用ゲル*, さらに試料用ゲルを重ねるが, これらのゲル濃度は分離用ゲルより低くなっている.

平衡 （へいこう） (equilibrium)

増加と減少, 吸収と排出, 流入と流出, 吸湿と放湿等がつり合った一定の値を示す状態.

平板培養 （へいばんばいよう） (plate culture)

寒天* 等のゲル* 化剤で培地* を固めた平板上で微生物* を培養する方法. 細菌* や酵母* の場合, 植菌された微生物は移動しないのでその場で増殖してコロニー* をつくる. 少量の菌を希釈して植菌すれば, おのおの 1 個の菌から増殖したコロニーができる. これを利用して生菌数* の計測や菌の単離ができる.

ペクチン (pectin)

植物の細胞壁中に存在する D-ガラクチュロン酸（一部メチルエステル化され, α-1, 4 グリコシド結合で直鎖状に重合）, ガラクトース*, ラムノース等からなるゲル* 形成性の多糖*. ペクチニン酸（pectinic acid）ともいう. メトキシル基含量が 7% 以上の高メトキシルペクチン（high methoxyl pectin, HMP）は酸と糖の存在でゲル化し, 7% 未満の低メトキシルペクチン（low methoxyl pectin, LMP）はカルシウムイオンの存在でゲル化する. ゼリー, 低濃度ジャムに用いられる. →β-脱離

β-アミラーゼ （ベータ） (β-amylase)

酵素番号, EC 3. 2. 1. 2. デンプン* の非還元末端から α-1, 4 グルコシド結合を麦芽糖* 単位で加水分解* する酵素*. 糖化型アミラーゼ*. オオムギ, コムギ, ダイズ, サツマイモ, ダイコン等に多く含まれる. デンプン* に作用させた場合, アミロペクチンのア

ミロペクチン分岐部分の α-1,6 グルコシド結合の手前でブドウ糖*
1~3 残基残して反応が止まるので，比較的大きな分子である β-リ
ミットデキストリン（β-limit dextrin）が生成する．分解の様子は
ヨウ素反応* および還元糖* 反応の呈色* 変化で調べることができ
る．　　　　　　　　　　　　　　　　　　　　　　→アミラーゼ

β-アミラーゼ-プルラナーゼ（BAP）法
（β-amylase-pullulanase method, BAP method）

デンプン* の糊化度* を測定する方法の1つ．β-アミラーゼ*，プ
ルラナーゼ* のデンプン分解特性を利用したもの．糊液が冷却され
てデンプン鎖が規則構造を回復しデンプン鎖同士の絡み合いを生じ
ると，酵素* 反応が抑制されて分解されにくくなることを利用する．
デンプンの比較的初期の老化* を鋭敏に測定できる．　→糊化度

β-脱離　　　　　　　　　　　　　　　　（β-trans elimination）

中性またはアルカリ性溶液中で野菜を煮るとき，ペクチン* が
分解される作用．中性～アルカリ性でグリコシド結合* が改裂し，
4,5-不飽和ガラクチュロン酸を生成（β-脱離反応）し，細胞間の接
着性が低下して軟化する．pH 5.0 以上で β-脱離が促進され，pH
4.0 以下ではおこらず酸による加水分解* が進む．

ペトリ皿　　　　　　　　　　　　　　　　　　（petri dish）

シャーレ* のこと．

ベネディクト反応　　　　　　　　　　（Benedict's reaction）

還元* 性物質とアルカリ性銅試薬（ベネディクト試薬）との沈殿
反応．フェーリング反応* と同様にカルボニル基* の還元性によっ
ておこる．還元糖* は，Cu^{2+} を還元して酸化第1銅* の沈殿* を生
ずるので還元糖の判定に用いる．還元糖の量に応じて沈殿量の増加
および反応液の青色濃度の低下がある．

ペーハー　　　　　　　　　　　　　　　　　　　　（pH）

pH*（ピーエイチ）のこと．

ペプシン　　　　　　　　　　　　　　　　　　（pepsin）

酵素* 番号，EC 3.4.23.1，分子量* 35,000．プロテアーゼ* の
1種．胃液に含まれる．不活性のペプシノーゲンとして分泌され，
塩酸*（胃酸）によって活性化される．酸性アミノ酸* や疎水性ア

ミノ酸のカルボキシル基* 側を加水分解* する. タンパク質* の消化や可溶化，ペプチドの調製*，構造解析等に広く用いられる. ペプスタチン（pepstatin）は特異的阻害剤.

ペプチド結合 (peptide bond)

アミノ酸* のアミノ基* と他のアミノ酸のカルボキシル基* から1分子の水がとれ，酸・アミド結合（-CONH-）で結ばれた結合. 波長 220 nm（ナノメーター）以下の紫外線* を強く吸収するので，微量のタンパク質* の検出・定量* に用いられる. タンパク質のビウレット反応* は，2つ以上のペプチド結合があると発色する.

ヘマトキシリン (hematoxylin)

中南米原産の樹木の芯材から抽出* される染料で，淡黄褐色の結晶. 媒染剤である金属イオン（Al^{3+} や Fe^{3+}）と錯体* をつくることにより染色* 力をもち，核，中心体染色体，ミトコンドリア等を青藍色ないし黒色に染める.　　　→ヘマトキシリン・エオシン染色

ヘマトキシリン・エオシン染色 (hematoxylin-eosin staining)

動物組織の切片* を染色* するための2重染色法. ヘマトキシリン* 色素は細胞核，骨組織等を青紫色に，エオシン色素は細胞質，赤血球，線維素等を赤～赤紫色に染色する. ホルマリン* 固定* してパラフィン* 包埋* した組織の薄切* 標本をヘマトキシリン染色し，次いでエオシン染色する.

ヘミセルロース (hemicellulose)

広義には植物細胞壁に存在するセルロース* を除くすべての多糖*. 狭義には陸生植物細胞壁多糖のうちセルロースとペクチン* 質を除いて水には不溶で，アルカリには可溶の多糖を指す. この多糖の構成糖には5炭糖としてはアラビノース，キシロース，6炭糖としてはガラクトース*，マンノース，ブドウ糖* がある.

ベールの法則 (Beer's law)

長さが一定の溶液層に光を直角に入射させた場合，光の強さは溶液の濃度の増加とともに指数関数的に低下するとした法則. すなわち，入射光の強さを I_0，透過光の強さを I，溶液の濃度を c とすると，次の関係式が成立する. $\log(I/I_0) = -kc$（k は比例定数）ここで I/I_0 は透過率（transmittance）といい，T で表わす. 透過率の逆数の常用対数 $[\log(I_0/I)]$ は吸光度*（absorbance）といい，A

で表わす．この式は，吸光度と溶液濃度が比例することを表わし，比色分析*の原理を与えている．　　　　→ランバート・ベールの法則

偏光顕微鏡 (polarizing microscope)

　光の進行方向により速度，屈折率，振動面，吸収性等の差がある結晶等の異方性をもつ物体を識別できる顕微鏡*．デンプン*のように結晶構造や分子鎖が整然と配向したミセル*構造をもつ試料のプレパラート*を，2つのニコルプリズム（一平面上にのみ振動する光を通過させる偏光子）が直交した光路の中に置くと，結晶性部分が暗視野の中に白く光って見える．検板を挿入すると視野は紫色，結晶性部分は青や黄色に見え弱い偏光でも識別しやすくなる．

偏光十字 (polarizing cross)

　偏光顕微鏡*で観察されるデンプン*粒の十字状の複屈折像．球晶の存在を示す．デンプンの糊化*にともない偏光十字は消失する．老化*が進むと部分的に偏光が回復する．

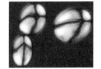

バレイショデンプンの偏光十字

変色 (discoloration)

　主として色相が変わること．色の明度（明るさ），彩度（鮮やかさ）の変化を同時におこすことが多い．変色は色素の安定性の目安になる．変色がpH*に依存する色素は，pHの測定に用いることができる．加工・調理による変色の測定に色差計*がよく用いられる．　　　　→色差計

変数 (variable)

　条件や状態が変わると値の変わる数値．不飽和脂肪酸を多く含む油脂*は酸素，光や熱などに影響されて変化しやすく，保存や酸敗*により変化した油脂の性状を示す数値を油脂の変数という．酸価*，過酸化物価*，カルボニル価がある．　　　　→特数

変性 (denaturation)

　タンパク質*が分解や重合*を起こさず，その特異的立体構造が崩壊する現象．熱，圧力，紫外線*，酸・塩基，重金属*，有機溶媒*，乾燥，凍結等種々の要因によって起こる．立体構造の変化は，生理活性の変化，溶解度*の変化，プロテアーゼ*による分解性の変化，官能基*の露出や表面疎水性の変化，赤外線*吸収の変

化，旋光度* の変化，核磁気共鳴* の変化，DSC* による熱的性質の変化，トリプトファン* の蛍光* 特性の変化等によって調べることができる．変性要因を取り除くともとの立体構造を回復する再生（renaturation）の現象が知られている．変性が進むと完全な再生が難しい場合が多い．熱凝固* は，分解や重合が伴いやすいので変性と区別される．

変旋光 ^{へんせんこう} (mutarotation)

溶液を調製* した直後の旋光度* がその後変化する現象．鏡像異性体の構造が溶液中で変化し，時間経過とともに旋光度が変化して温度が一定であれば一定値となる．α-D-グルコースの比旋光度は +112.2° を示すが，変旋光して +52.7° となる．これに対して非還元糖* は変旋光しないので，比旋光度の変化を測定することで還元糖*，非還元糖の区別ができる．

変調効果 (modulation effect)

2 種類の呈味性物質を経時的* に味わうと，後の物質の味が変化する現象．たとえば，食塩水を飲んだ後は，純水* は甘く感じる．

→対比効果

変動係数 (coefficient of variance)

標準偏差* (S) の平均値 $(\bar{X})$ に対する比 $(S/\bar{X})$．元のデータの大きさの影響を除いたバラツキを示す単位のない値．通常パーセントで表わして相対標準偏差という．

弁別閾値 ^{べんべついきち} (differential threshold)

→閾値

ボイリングテスト (boiling test)

煮沸試験* のこと．

膨化率 ^{ぼうかりつ} (expansion ratio, puffing ratio)

ドウ* やバッター* の重量に対する膨化製品の体積の割合．膨化は密封容器中で加熱*・加圧後，急激に常圧にした場合やイースト・化学膨化剤，卵白* 泡等によりおこり，多孔質の組織を形成する．溶媒* を吸収* して膨らむ場合は膨潤* という．

芳香族アミノ酸　　　　　　　　　　　　　　（aromatic amino acid）

　芳香環（ベンゼン環）をもつアミノ酸*. チロシン*, フェニルアラニン*, トリプトファン* 等のアミノ酸. 芳香族アミノ酸を含むタンパク質* は, キサントプロテイン反応* で陽性を示すが, ゼラチン* は芳香族アミノ酸をほとんど含まないので陰性を示す. 疎水相互作用* でタンパク質の立体構造の形成や維持に関与する.

胞子　　　　　　　　　　　　　　　　　　　　（spore）

　減数分裂を経て形成される真正胞子と減数分裂によらない栄養胞子がある. 前

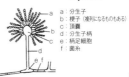

a：分生子
b：梗子（複列になるものもある）
c：頂嚢
d：分生子柄
e：柄足細胞
f：菌糸

Aspergillus 属の形態

者にはシダやキノコ* の胞子, 後者にはカビ* の胞子（分生子* の1種）があ

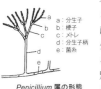

a：分生子
b：梗子
c：メトレ
d：分生子柄
e：菌糸

Penicillium 属の形態

る. 真菌* の真正胞子は, 造胞体と呼ばれる特別な器官でつくられるが, この造胞体の形状や構造は真菌の分類, 同定* に重要である.

放湿曲線　　　　　　　　　　　　（moisture desorption curve）

　食品をその水分活性* より低い湿度の外気中に置いたときに放湿するが, このときの平衡* 水分と周囲の相対湿度との関係を描いた曲線. 一定温度における放湿曲線（放湿等温線, moisture desorption isotherm）が用いられる. 吸湿曲線* と一般的に一致しない. これを履歴（hysteresis）という.

膨潤　　　　　　　　　　　　　　　　　　　（swelling）

　固形物が水等の溶媒* を吸収* して膨らむこと. 3次元構造をもつ高分子凝集体に特徴的な現象. その程度を乾燥重量1gあたりの吸水量で表わした値を膨潤力（swelling power）という. 固形物の構造を維持しようとする力と溶媒が内部に浸入しようとする力のつり合いで定まる. デンプン* では, 50~60℃ くらいから急激に膨潤し糊化* が始まる.

包埋（法）　　　　　　　　　　　（embedding（method））

　プレパラート* 作製工程の1つ, またその方法. 試料を固定*, 脱水* した後, パラフィン* やカーボワックス等の高分子* 樹脂に埋め込むこと. 包埋後, 樹脂ごとミクロトーム* で薄切* して切片* とし, 染色* して永久標本* を作成する.　　　　　　　　→包埋剤

ほ

包埋剤 （embedding reagent）

顕微鏡*観察用のプレパラート*作成時に，薄切*した試料を保持するために埋め込む薬剤．生物試料の包埋*にはパラフィン*が，脂溶性試料にはゼラチン*やカーボワックスが，大型試料や軟質試料にはセロイジンが，走査型電子顕微鏡*観察用の切片*や断面作成にはエポキシ系の樹脂が多く利用される．光学顕微鏡用に LR ホワイトも用いられる．

飽和度 （degree of saturation）

溶液濃度表示法の1つ．飽和溶液*の濃度を1（全飽和）としたときの相対的濃度．たとえば，0.5飽和は，飽和濃度の半分の濃度（半飽和）となる．塩析*するときによく使う用語．

飽和溶液 （saturated solution）

一定の温度・圧力の下で一定量の溶媒*に最大限の溶質が溶けている溶液．飽和濃度以下の溶液を不飽和溶液*といい，飽和濃度以上に溶解している溶液を過飽和溶液*という．

補酵素 （coenzyme）

酵素*と結合して酵素の活性発現に寄与する低分子*の有機化合物．ビタミンB群は補酵素として働く．

ホモゲンチジン酸 （homogentisic acid）

2,5-ジヒドロキシフェニル酢酸，$C_7H_{10}O_7$，分子量* 168.15．フェニルアラニン*とチロシン*の体内分解系における代謝中間産物．タケノコ，ズイキ，サトイモ等のえぐ味の主成分．シュウ酸*とカルシウムが共存するとえぐ味が強まる．

ホモジナイザー （homogenizer）

電動の高速撹拌機．付属のシャフトを選択することにより，撹拌，粉砕，分散，乳化*に利用できる．金属だけでなくテフロン*シャフトやガラス*製の手動ホモジナイザーもある．均一な懸濁*液やエマルション*の調製*に用いられる．

ホモジナイザー

ポリアクリルアミドゲル電気泳動 （polyacrylamide gel electrophoresis）

ポリアクリルアミドゲルを支持体とした電気泳動*の総称．

PAGE と略記される．タンパク質*，核酸等の分離，純度検定に利用される．直流電場をかけると，電荷をもった分子は反対符号の電極に向かって分離用ゲル*の網目構造の中を泳動される．試料の正味荷電の差とゲルの分子ふるい効果に基づく試料分子の大きさによって分離される．ドデシル硫酸ナトリウム（SDS）を加えたものが SDS-ポリアクリルアミドゲル電気泳動*（SDS-PAGE）で，タンパク質の分子量*の評価によく用いられる．

→ SDS- ポリアクリルアミドゲル電気泳動

ポリエン酸 (polyenoic acid)

多価不飽和脂肪酸*のこと．

ポリフェノール（オキシダーゼ） (polyphenol (oxidase))

ポリフェノールは，ベンゼン環の複数の水素原子をヒドロキシ基（水酸基）に置換*した化合物．植物性食品に含まれるアントシアニン*類，カテキン，フラボノイド*などは抗酸化性，抗変異原性などの生理機能をもち，食品の色や味に対して重要な成分である．ポリフェノールオキシダーゼ（PPO）は葉緑体プラスチドに存在する酵素*で，組織の破壊により PPO がポリフェノールを酸化してキノン体とし，さらにメラニン*を生成して褐変*が進む．酸，塩化ナトリウム*，アスコルビン酸*などの添加で褐変を抑制できる．紅茶，ウーロン茶，チョコレート等の製造には重要な酵素である．

ホールピペット (whole pipette)

一定容積の液体を測り取ることができるガラス*計量器．中央部に膨らんだ球部があり，その上部に１本の標線がある．液体を排出したときに表示容積となる．ホールピペットを液体に浅く差し込み，標線の上まで吸い上げて人差し指で吸い口を止め，液面から出して先端を器壁につけ力をゆるめて標線まで液面を下げる．次いで分取する容器に排出し，最後の１滴が落下した後 5~6 秒保持してから吸い口を人差し指で封じ，膨らんだ球部を手の掌で温め，内部の空気を膨張させて先端にたまった液を排出する．この排出は１回のみとする．冷たい，または，温かい液は室温に戻してから量り取ること．乾燥は風乾*とし，加熱*してはいけない．

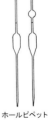

ホールピペット

ホルマリン　　　　　　　　　　　　　　　　　　(formalin)

　ホルムアルデヒド*の約37%水溶液. 殺菌作用, タンパク質*の変性*作用が強い. 顕微鏡*観察のために組織の固定*に用いられる. 温和な固定を行うためにpH*を中性に調整*した中性ホルマリン溶液（neutral formalin）を用いる.

ホルムアルデヒド　　　　　　　　　　　　　(formaldehyde)

　HCHO, 分子量* 30.03. もっとも単純なアルデヒド*. 室温では気体で刺激臭がある. 水によく溶け, 37%溶液はホルマリン*として知られ, 防腐剤, 消毒剤, 生体組織の保存剤として利用される. 還元*性が強いので還元剤*としても使われる. アミノ基*の定量*にも用いられる（ホルモール滴定*）.

ホルモール滴定　　　　　　　　　　　　　(formol titration)

　アミノ基*の定量*法. 両性電解質*であるアミノ酸*やタンパク質*等の中性溶液にホルマリン*を加えると, ホルムアルデヒド*はアミノ基と縮合して水素イオンを放出する. この水素イオンを中和滴定*することによりアミノ基を定量する.

マイオトーム　　　　　　　　　　　　　　　　(myotome)

　筋節*のこと.

マイクログラム　　　　　　　　　　　　　　(microgram)

　メートル法*による質量*単位の1つ. 1 gの百万分の1を1 µg（マイクログラム）という（10^{-6} g）. 古くは µgを γ（ガンマ, ganma）と呼んだ. 定量*実験で微量の単位としてよく用いられる.　　　　　　　　　　　　　　　　　　　　→ナノグラム

マイクロピペット　　　　　　　　　　　　(micropipette)
　　　　　　　　　　　　　　　　　　→メカニカルピペット

マイクロメーター　　　　　　　　　　　　(micrometer)

　長さの単位の1つ. 1 mの百万分の1を1 µm（マイクロメーター）という（10^{-6} m）. また, 微小な長さを計測する器具. 顕微鏡*像の長さを計測するときに, 接眼マイクロメーターを接眼レンズ*内に組込んで用いる. 接眼マイクロメーターの目盛りは, 対物マイクロメーターをステージにセットして検定*する必要がある.

マグネチックスターラー　　　**(magnetic stirrer)**

　液や粉末を電動で撹拌する機器．単にスターラーともいう．試験管*，三角フラスコ*やビーカー*内に磁製のスターリングバー*（撹拌子）を入れ，スターラーの磁石を回転させて撹拌する．回転速度が調節でき，微量から大量の撹拌まで，また，水中でも使用できる機種など種々のタイプがある．回転速度を上げ過ぎるとスターリングバー*がスピンして外れるので撹拌できる程度の速度で使うとよい．

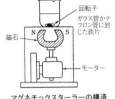

回転子
ガラス管かテフロン管に封じた鉄片
磁石
モーター

マグネチックスターラーの構造

マクロピペット　　　**(macropipette)**

→メカニカルピペット

磨砕（まさい）　　　**(grinding)**

　乳鉢*等で固形物をすりつぶすこと．固形物の微細化，混合や溶媒*を加えての成分の抽出*等を目的に行われる．野菜や果実のように磨砕しにくい場合には，助剤として海砂*を加えるとよい．

マスキング　　　**(masking)**

　あるものに他のものを加えることでそのものの反応性，味や臭いのようなフレーバーを抑制すること．たとえば，魚を牛乳に浸漬すると魚臭（ぎょしゅう）を抑えることができる．化学反応では，阻害物質や反応性物質の影響を抑制すること．その作用を示す物質をマスキング剤（masking reagent）という．たとえば，クエン酸は油脂の自動酸化*を促進する金属イオンのマスキング剤で，他の抗酸化物質との併用で抗酸化作用が相乗的に強まる．

ミオグロビン　　　**(myoglobin)**

　筋肉の赤色の色素タンパク質．筋肉中の酸素の保持や伝達に関与する．ポルフィリン環の中心に Fe^{2+} が配位し，グロビンというタンパク質*が結合している．空気に触れると酸素が結合してオキシミオグロビン（oxymyoglobin）になり鮮紅色を示す．長時間空気にさらされ鮮度が低下すると，$Fe^{2+} \rightarrow Fe^{3+}$ に酸化*されて灰褐色のメトミオグロビン*に変化する．亜硝酸塩が作用すると，ニトロシルミオグロビン（nitrosylmyoglobin）となり安定な鮮紅色を示す．ハム，ソーセージが加熱*しても変色*しないのは，Fe^{2+} のままで変性グロビンニトロシルヘモクローム（denatured globin nitrosyl hemochrome）

となるためである．　→ブルーミング，メト化率，亜硝酸ナトリウム

ミクロトーム　　　　　　　　　　　　　　　（microtme）

顕微鏡*観察の試料を薄切*する刃物を装備した器具．氷結した試料やパラフィン*包埋*試料をミクロトームで厚さ 6~10 μm 程度の切片*を作りプレパラート*を作成する．電子顕微鏡*では金属刃の代わりにガラス*ナイフを用いて超薄切片とする．

未熟米（みじゅくまい）　　　　　　　　　　（inmature rice grain）

熟し切らなかった（登熟不十分な）コメ．米粒中にデンプン*が十分詰りきらず白く見えるもの，葉緑素が残り緑色に見えるもの等がある．コメの吸水率*の測定では正常米と吸水性が異なるので除去する．　　　　　　　　　　　　　　　　　　　→吸水率

水の硬度（みずこうど）　　　　　　　　　　（hardness of water）
　　　　　　　　　　　　　　　　　　　　　　　　→硬度

ミセル　　　　　　　　　　　　　　　　　　（micelle）

界面活性剤などの両親媒性物質が溶媒*中に一定量以上存在したときに形成する規則的配向構造．たとえば，水中では親水基を外側に親油基を内側に向けて会合したミセル構造をつくる．この内部に油滴が取り込まれて乳化*がおこる．高分子*にあっては，分子鎖が規則的に配向した構造をいう．たとえば，デンプン*では，アミロペクチン鎖が水素結合*により規則的に配向したクラスターの結晶領域部分をいう．ミセル構造の状態は偏光顕微鏡*，X 線回折*，DSC*等で調べることができる．そのため分子全体が水和*されず水に溶けないが，加熱*によりミセル構造が崩壊すると水に分散し粘度が大きく上昇する（糊化*）．　　　　　　　　→乳化，糊化

密度（みつど）　　　　　　　　　　　　　　（density）

物質の単位体積あたりの質量*（質量の体積密度，g/cm³）．基準物質との密度の比を相対密度または比重*という．温度が変わると密度は変化するので注意する必要がある．本来物質の密度はある分布をもつ物理量の単位あたりの稠密度（ちゅうみつど）であるので，単位空間により，線密度，面（積）密度，体（積）密度という．

味盲物質（みもうぶっしつ）　　　　　　　（taste blindness substance）

苦味を感じない味盲を判定する物質．フェニルチオカルバミド

（PTC）は強い苦みを呈するが，味盲の人には無味となる 2 重呈味反応を示すために味盲物質として利用される．PTC 中の官能基*である N-C=S 基（チオカルバミド基）による．ミラクルフルーツには糖タンパク質のミラクリン（miraculin）が含まれ，これを食べると苦味や酸味が甘く感じることが知られている．

味蕾 (taste bud)

舌の茸状乳頭や葉状乳頭，有郭乳頭に含まれる味を認識する器官．呈味成分* が味蕾のレセプターに結合するとインパルスが生じ，味覚情報が延髄弧束核，視床味覚野を経て大脳皮質味覚野に伝達され，刺激が認識される．さらに大脳皮質前頭連合野，視床下部，偏桃体に味覚情報が送られ，味の統合，識別，評価がされる．

ミリモル (millimole)

1 モルの 1/1,000 の単位．溶液の濃度単位として用いられる．

無機リン (inorganic phosphorus)

骨等の硬組織の主要成分としてリン酸カルシウムの形態で存在しているリン*．タンパク質* 等の有機物に結合しているリン（有機リン*）を湿式灰化* して得られたリンと区別して特に無機リンという．　　　　　　　　　　　　　　　　→モリブデン酸アンモニウム

無水炭酸ナトリウム (sodium carbonate anhydrate)

Na_2CO_3，式量* 105.99．炭酸ナトリウムの無水塩でソーダ灰ともいう．無色の粉末で融点* 852℃．水に対する溶解度* 7.1 g/100 g（0℃）．無水塩のほかに 1, 7, 10 水和物（水塩）がある．水溶液から 32℃ 以下で結晶させると 10 水塩が，32～35℃ では 7 水塩が，35℃ 以上では 1 水塩が得られる．すべて水によく溶け，水溶液は加水分解* して強いアルカリ性を示す．セッケン*，ガラス*，水酸化ナトリウム*，製糸や種々の試薬*，医薬品等の製造に広く用いられる．

明度 (value, brightness)

色の明かるさの度合い．色の表示に使われる色相*・彩度*・明度を 3 次元的にまとめたマンセル表色系では，明度をマンセル・バリュー（記号 V）で表している．すべての光を反射した真っ白が 10，まったく反射しない真っ黒を 0 とし，その間を 10 段階に区分している．明度が高いとさわやかで軽快な印象，低いと落ち着いて

重厚な印象を与える．明度の差が大きいとコントラストが強くなり，見え方がはっきりする．食品の褐変* の度合いも色差計* で測定した明度（L^* 値）で評価できる．

メイラード反応 (はんのう)　　　　　　　　　　　　　（Maillard reaction）
アミノ–カルボニル反応* のこと．

メカニカルピペット　　　　　　　　　　　　（mechanical pipette）
液体をピストンの機械的上下操作で吸引・吐出して一定量分取する計量器．mL 以上の任意容積を量り取るマクロピペットとそれ以下を量り取るマイクロピペットがあり，メスピペット* に代わってよく使われる．ピペッ

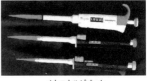
メカニカルピペット

トは立てて使い横にしてはいけない．吸引・吐出はゆっくり操作し，チップ* 先端部に残る液はピストンをさらに押し下げて排出する．この操作は1回とする．メカニカルピペットの精度は純水* を分取してその質量* を電子天秤* で計測して検定* するとよい．吸引吐出が1チャンネルの他，ELISA*（エライザ）実験等に合わせた多チャンネル（8, 12, 16, 48, 64 チャンネル）もある．

メスシリンダー　　　（measuring cylinder）
液体の計量器の1種．こぼし口のある円筒形のガラス* 容器に目盛を付けた計量器．容積測定精度はあまりよくないが，簡便なのでよく用いられる．5 mL~2 L 程度のもが使いやすい．目盛の読取は液面の最も低い位置で読む．　　　　　　　→メニスカス

目盛の読み位置

メスシリンダー

メスピペット　　　　　　（measuring pipette）
液体の体積を任意に計測，分取できる計量器．細いガラス* 管に目盛を付けたもので，ホールピペット* より精度は悪いがビュレット* よりはよい．吸引口を人差し指で抑える力を加減して液をゆっくり排出して使う．乾燥は風乾* とし，加熱* してはいけない．

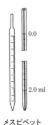
0.0

2.0 ml

メスピペット

メスフラスコ　　　　　　　　　　　　（**measuring flask**）

　一定容積の溶液を調製* するときに用いるガラス* 計量器．内容積が表示容積となるよう作られている．首部の標線に液体のメニスカス* の底部を合わせ，共栓部のふくらみや標線の上部に付着した液は細く切った乾燥したろ紙* で吸い取り，ふたをして転倒混和して所定濃度の溶液を調製する．5 mL~5 L 程度の容量のもがよく用いられる．乾燥は風乾* とし，加熱* してはいけない．　　　　　　　　　→フィルアップ

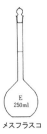

メスフラスコ

メタノール　　　　　　　　　　　　　　（**methanol**）

　CH_3OH，分子量* 32.04，融点* -96ºC，沸点* 64.56ºC．もっとも簡単なアルコール．水，エタノール*，エチルエーテル*，ベンゼン等多くの溶媒* とよく混ざり合う有機溶媒*．抽出溶媒，クロマトグラフィー* の展開溶媒* や移動相* の溶媒* として広く用いられる．メタリン酸溶液は室温では数日，冷蔵では約 1 ヵ月安定である．燃えやすいのでアルコールランプの燃料としても使われる．毒性があるので飲用に不適．

メタリン酸　　　　　　　　　　（**metaphosphoric acid**）

　$(HPO_3)_n$，オルトリン酸* またはピロリン酸* を 300ºC 以上に加熱* して得られる．無色で潮解性* のあるガラス状固体．ビタミンC* はメタリン酸中では比較的安定で，pH* も低くなりインドフェノール* による滴定* の妨害物質の影響も小さくなるので抽出* 溶媒としてよく用いられる．メタリン酸液は室温では数日，冷蔵では約 1 ヵ月安定である．メタリン酸塩は食品の変色*，退色* の防止，品質向上や pH 調整にも用いられる．

メチルオレンジ　　　　　　　　　　　（**methyl orange**）

　$C_{14}H_{14}N_3NaO_3S$，式量* 327.34．橙黄色葉状晶で，水に不溶，アルコールに難溶．この 0.1% 水溶液は強酸* と弱塩基の中和滴定* の指示薬* として用いられる．変色* 域は pH 3.1~4.4 で，弱酸性は赤色，塩基性は橙黄色．指示薬として用いる場合は，溶液 100 mL あたり 3~5 滴が適量である．

滅菌　　　　　　　　　　　　　　　　（**sterilization**）

　食品等の中に含まれるあらゆる微生物* を完全に死滅させてしま

うこと．滅菌によって再汚染されない限り腐ることがなくなる.

→乾熱滅菌，オートクレーブ，殺菌

メト化（率）　　　　　　　（metmyoglobin formation (metmyoglobin/total myoglobin ratio)）

　赤みの強いマグロや畜肉が酸化*されて灰褐色になる現象（メト化），また，肉色素であるミオグロビンがメトミオグロビンになった割合（メト化率）．メト化は，ヘム色素の鉄イオンが $Fe^{2+} \rightarrow Fe3^+$ となりメトミオグロビンが生成しておこり，たとえばミオグロビン抽出液の 540 nm と 503 nm の吸光度*からメト化率が算定できる．この値が大きいほど褐色度が高く品質が低下している場合が多い．冷凍魚では -7℃ 付近で急速におきるが -35℃ 以下ではおきにくい.

メトミオグロビン　　　　　　　　　　（metmyoglobin）

　筋肉色素のミオグロビン*の誘導体*．新鮮肉の紫赤色を示す還元*型のミオグロビンは，空気に触れると酸素が付加されてオキシミオグロビンとなり鮮紅色となる．長時間経つと酸化が進んで $Fe^{2+} \rightarrow Fe^{3+}$ に変化してメトミオグロビンとなり灰褐色となる.

→メト化（率）

メートルグラス　　　　（graduated glass）

メートルグラス

　口径の広い逆円錐状の液体のガラス*製計量器．液を空けやすいので精度が必要でないときによく用いられる.

メートル法　　　　　　　　（metric system）

　計量単位を国際的に統一するために 18 世紀末フランスで作られた十進法を採用した単位系．（巻末を参照）　　→ SI（国際）単位系

メニスカス　　　　　　　　　　　　（meniscus）

　表面張力や容器との相互作用によって湾曲した液面．ガラス*表面は親水性なために水は接触部分で這い上がる濡れ*現象で凹面となるので，液面の位置は液面の最も低い位置で読む．滴定*で標準溶液*が有色で凹面の位置が読みにくい場合，器壁と接したメニスカス上部の位置で滴定前後とも読むとよい.

綿栓　　　　　　　　　　　　　（cotton plug）

　綿を固めて作ったフラスコ*や試験管*用の栓．通気性はあるが，

乾燥している限り長期に亘り微生物*の侵入を
防ぐことができる．自製するときは，青梅綿を
使い固く栓をした状態で乾熱滅菌*し焼き固め
る．最近は通気性のあるシリコンゴム製の培養
栓を使うことが多い．　　　　　　→培養栓

綿栓　シリコンゴム

毛細管粘度計　　　　　　　　（capillary viscometer）

　液体を毛細管内で落下させ，その落下速度か
ら粘度*を計測する器具．太いガラス*管とガラ
ス毛細管をU字管でつないだオストワルド粘度
計（Ostwald viscometer）が最も一般的である．
種々の落下時間の粘度計があるので，液体の粘
度に応じた適当な落下速度の粘度計を選んで測
定する．粘度は液温によって変動するので，精

オストワルド粘度計

密な測定では液温は±0.02℃程度に制御することが望ましい．粘
度計は垂直にセットし，測定する溶液はガラスフィルター*等でご
みや不溶物を除去すること．濃度を変えて測定し濃度ゼロに外挿*
すると濃度に依存しない固有粘度（intrinsic viscosity）を求める
ことができ，高分子*の分子形態や流体力学的半径の情報も得られ
る．

目測　　　　　　　　　　　　　（eye measurement）

　目分量で最小目盛の間を10等分して読み取ること．コマゴメピ
ペット*，メスピペット*，ビュレット*等の計量器の目盛りの読取
りのときに目測が必要になる．　　　　　　　→メニスカス

モーリッシュ反応　　　　　　　（Molisch's reaction）

　炭水化物*に共通した呈色反応*の1つ．糖類に酸が作用して生
じたフルフラールやその誘導体*がα-ナフトールと反応して赤紫色
を呈する反応で，糖の確認に用いられる．硫酸*を器壁を伝わらせ
て静かに加えると2層の境界面で呈色がおこる．多糖*は硫酸を加
えたときの界面の発熱が十分でないとき反応を示さないことがあ
る．　　　　　　　　　　　　　→フェノール・硫酸反応

モリブデン酸アンモニウム　　　（ammonium molybdate）

　$(NH_4)_2MoO_4$，式量* 196.02．リン酸*の比色分析*では通常酸
性下でモリブデン酸塩（多くの場合モリブデン酸アンモニウム）を
加え，次いでアミドール*やアスコルビン酸*等の還元剤*を加え

め／も

てモリブデンブルーを生成させて定量*する.

モル濃度 (molar concentration)

溶液濃度の表記法の1つ. 単位体積あたりの溶液中の溶質のモル数で表わす. 溶液1Lあたりで表わすのが一般的. SI (国際) 単位系*では mol や M ではなく, mol/L と表記する.

モール法 (Mohl's method)

溶液中のハロゲンイオン (F^-, Cl^-, Br^-, I^-) を硝酸銀*溶液で沈殿滴定*して定量*する方法. 中性付近で Cl^- と定量的に反応して難溶性塩*である塩化銀 (AgCl) を生ずることを利用して塩化ナトリウムの定量によく用いられる. 液性が中性でない場合は炭酸水素ナトリウム*または硝酸で中和*してから滴定*する. 当量点を超すと指示薬*のクロム酸カリウム (K_2CrO_4) により Ag_2CrO_4 の赤褐色沈殿が現われて滴定を終えるので空試験を行う. 褐色のビュレット*を用い, 滴定後は銀が付着しやすいので希硝酸でゆすいでから洗浄すること. Cr を含むので廃液は下水に捨ててはいけない.

→難溶性塩

もろさ (brittleness)

食品の壊れやすさのテクスチャー*を表わす用語. 食品の組織構造の破断や破砕しやすさを示す. →テクスチュロメーター

薬さじ (spoon)

試薬*や試料を取り分けるときに用いるさじ. ステンレス製が一般的であるが, 耐薬品性のあるテフロン*製のものもある. 種々のサイズがあり, 小さなものはスパチュラ*という. →スパチュラ

薬包紙 (powder paper)

粉末状の試薬*や試料を包む, あるいは秤量*するときに用いる正方形の薄い紙. 粉末が滑りやすいよう, 表面が滑らかに加工された紙で, 一般には耐水性, 耐油性のあるグラシン紙や, より気密性の高い硫酸紙等が用いられる. 大きさは 10 cm 前後で数種類がある. 秤量*する際は, 天秤*自体に触れないような大きさのものを選び, 試薬等がこぼれるのを防ぐため, 中央が窪むように対角線に折り目を入れて中央付近に試薬等を載せ, 薬包紙の重さ*をキャンセル (風袋*消去) して量り取る. 潮解性*のある物質の使用には不向きである.

有意差 （**significant difference**）

　統計学的に検定* された意味のある差. 分析値や測定値, 官能評価* 等のデータの差異を偶然のバラツキである可能性が確率的に考えて十分少ないと考えられる場合に, その結果の間に有意差があると判断する. →多重比較

融解 （**melting**）

　固体が温度や圧力の上昇により液体となること. その温度を融点* といい, 物質について一定値を示す. →融点

有機酸 （**organic acid**）

　分子内にカルボキシル基* を有する炭化水素化合物. たとえば, 酢酸*, クエン酸*, 乳酸*, 酒石酸* 等は食品の酸味成分の有機酸として知られ, シュウ酸* は中和滴定* 用のアルカリ溶液の標定* に用いる. 分子量* の小さな炭素数 2~4 の有機酸を脂肪酸*（低級脂肪酸, short cahin fatty acid）とよぶことがある.

有機溶媒 （**organic solvent**）

　炭化水素系の溶媒*. アルコール*, エーテル*, アセトン*, ベンゼン等の溶媒で, 多くは水に溶解しにくいか溶解しない. 化学反応の溶媒, 油脂* や脂溶性色素等の抽出* に用いる. 揮発しやすい有機溶媒の多くは引火性があり, また, 毒性があるので通電しているコンセントから離して風通しの良い場所やドラフト* 内等で取扱い, 吸引しないように取扱いに注意する.

有機リン （**organic phosphorus**）

　リンタンパク質や ATP* 等の有機化合物に結合しているリン*. タンパク質* 等の試料を湿式灰化* し, モリブデン酸アンモニウム* と反応させて比色分析* によって定量* できる. →無機リン

有効数字 （**significant figure**）

　測定結果などを表わす数字のうち位取だけを示すゼロを除いた意味のある数字. 数値の精度を表わし, 最小桁で示す場合と全桁数で示す場合がある. 測定機器がアナログ表示の場合は最小目盛の 1/10 まで, デジタル表示の場合は最小桁までをいう. いずれも最小桁は不確かさが含まれる. 測定値から結果を算定する場合は, 不確かな数値を含む最小桁までとする.

ゆ

融点　ゆうてん　　　　　　　　　　　　　　　　　（melting point）

　一定圧力の下で，固体状態の物質が液体になり始めてから完全に液体になるまでの温度．m. p. と略記する．簡単には，キャピラリ*チューブに固体粉末を詰め，温度計の液だめ部にセットし，加熱*しながらキャピラリの内壁部が濡れ*たように透明化する温度（融け始め）および全体が透明となる温度（融け終り）を測定する．純粋物質は融け始めと融け終りの温度が一致するが，不純物があると融点が下がり幅ができる．これにより純度を知ることができる．示差走査熱量測定* を利用することも多い．　　　　　　　→油脂の融点

融点測定顕微鏡　ゆうてんそくていけんびきょう　　（melting point-measuring microscope）

　温調できる金属ブロック上に置いた物質の融点* を測定する顕微鏡*．融点は油脂* のようにその組成が単一でない場合や不純物が含まれると低く観察され，融け始めと融け終りの幅ができる．不揃いな融解がある場合は，示差走査熱量測定* が有効である．

誘電加熱　ゆうでんかねつ　　　　　　　　　　　（dielectric heating）

　食品に電磁波を照射し，そのエネルギーを食品が吸収することで食品を発熱させる加熱* 法．誘電加熱調理機器には電子レンジ（microwave oven）があり，日本では 2,450 MHz（メガヘルツ，1 MHz=10^6 Hz）のマイクロ波のみ使用できる．マイクロ波が食品中に侵入して誘電率の高い水を直接振動させて加熱するため，他の調理法より温度上昇が早く，酵素* の失活* も早い．そのため，ビタミン C* や色素の残存率が高く，たとえばイチゴジャムなども色よく作ることができる．

誘導加熱　ゆうどうかねつ　　　　　　　　　　　（induction heating, IH）

　電磁誘導の原理を利用して電流を流して発熱させる加熱* 法．コイルの上に金属の導電板を置いてコイルに交流電流を流すと，磁力方向が交互に入れ替わる交番磁束が発生し，金属表面に渦電流が発生する電磁誘導（electromagnetic induction）がおこりジュール熱を発生する．この導電板を鍋底としたのが電磁調理器*（IH 調理器）で，鍋自体が発熱することになる．鍋自体をヒーターにした調理器なので，エネルギーの損失が少なく急速加熱ができる．電子レンジの誘電加熱* とは全く異なる．　　　　　　　→電磁調理器

誘導体　ゆうどうたい　　　　　　　　　　　　　（derivatives）

　出発物質の構造を本質的に変えない程度に改変した物質．化学反

応や酵素* 反応等によって出発物質に新たな官能基を導入したり，酸化* や還元* を行ったり，原子を置換* して調製* した物質.

遊離　　　　　　　　　　　　　　　　　　　　(free)

他の化合物や物質と結合していないでそのままである状態. たとえば，遊離のアミノ基*，遊離コレステロール* というように，遊離…としてよく用いられる.

油脂　　　　　　　　　　　　　　　　　　(fat and oil)

中性脂肪* を主体とする脂質*. 常温で固体のものを脂 (fat)，液体のものを油 (oil) という. 構成する脂肪酸* の違いにより不飽和脂肪酸含量が高いと融点* が下がり常温で液体と油となる. 選択的水素添加で飽和脂肪酸を増やすと固体脂（硬化油，hydrogenated oil）とすることができる.

油脂の酸化　　　　　　　　　(oxidation of fat and oil)

油脂* が空気中の酸素で酸化* されること. 不飽和脂肪酸を多く含む油脂は酸化されやすく，酸化の初期は自動酸化* 機構で説明される. 酸化が進むと酸敗* に至る. 酸化の程度は，たとえばラジカル* の生成程度，過酸化物* 価，酸価，アルデヒド* の定量*，粘度* の測定等で調べることができ，過酸化物価*，酸価*，チオバルビツール酸価* 等の簡易判別できるキットも市販されている. 光や金属イオンの存在，高温で酸化されやすくなるので，密閉できる非金属容器中で冷暗所に保存するとよい.

→過酸化物価，酸価，チオバルビツール酸価

油脂の融点　　　　　　　　(melting point of fat and oil)

融かした油脂* を冷却して固化し，再び加熱* して液化したときの温度. 融解* した試料をキャピラリ* チューブ（内径 1.5~2.0 mm 程度が良い）に吸い上げ，急冷した後温度計* の液だめ部にセットし，これを試験管内にセットして全体をただちに水中で加熱する間接加熱でゆっくり昇温し，キャピラリ内壁が濡れ* たように透明化したときの温度を融け始めの温度（上昇融点）と全体が透明化した融け終りの温度（透明融点）として測定する. 急冷固化した油脂試料は融点* が低くなるので氷水中から加熱して測定するとよい. 融点顕微鏡* や示差走査熱量測定* もよく用いられる. 冷却固化速度が異なると生成する結晶型が異なって融点* が変動する（多形現象，polymorphism）ので，冷却条件を一定にして融点を測定

する必要がある.

ユニバーサルデザイン (**universal design**)

　小さな子供から高齢者を含め誰にでも使いやすい製品，建物，環境のデザイン．バリアフリーは，世の中にある障がい（バリア）を取り除くことを意味するが，ユニバーサルデザインは，はじめからバリアを作らずに設計する概念である．

ユニバーサルデザインフード (**universal design food, UDF**)

　高齢者を含め一般に咀嚼（かむ力）やえん下（飲み込む力）に配慮した一連の食品．咀嚼を助け誤えんを防ぐために，日本介護食品協議会が自主規格を定めている．食品の物性（硬さ*，粘度*）を基準とし，「かむ力」「飲み込む力」「かたさ」を目安に，「容易にかめる」「歯ぐきでつぶせる」「舌でつぶせる」「かまなくてよい」とわかりやすく4区分に分類されている．また，えん下を補助するとろみ調整食品も規格化されている．これには糊化*済みデンプン*，グアーガム，キサンタンガム等の造粒品が利用され，牛乳や果汁，スープに加えるだけで希望の粘稠性*が得られる．

→えん下困難者用食品

ユニバーサルpH試験紙 (**universal pH-test paper**)

　pH試験紙*の1つ．pH 1~11 までオレンジ色〜藍色に変色*することでpHの概略値を測定できる試験紙．変色域の異なる複数のpHを検知する指示薬*を混合した溶液をろ紙*にしみ込ませて乾燥させたもの．使用方法は通常の個別pH試験紙に準ずる．

湯浴 (**water bath**)

　水の温度を調節して加熱*するための銅製の容器．ウォーターバス．同心円のリング状のふたを取り外すことで加熱する容器の大きさに合わせることができる．穏やかに加熱または加温*する場合によく用いる．セラミック金網*は用いず三脚*に直接のせて使う．

湯浴

→恒温（水）槽

溶解度 (**solubility**)

　水100 gに溶解し得る溶質のグラム数．この溶液を飽和溶液*といい，溶解度以上に溶解した溶液を過飽和溶液*，溶解度以下の濃度の溶液を不飽和溶液*という．温度に対する溶解度を表わした曲

線を溶解度曲線（solubility curve）という．　　　　　　　→再結晶

ヨウ化カリウム　　　　　　　　　　　　　**(potassium iodide)**

　KI，式量* 166.00．無色または白色の結晶．この水溶液は，単独では水にわずかしか溶けないヨウ素をよく溶かす性質がある．この性質を利用してデンプン*のヨウ素反応*に用いるヨウ素ヨウ化カリウム溶液*の調製*に使われる．気管支粘液の分泌を促し粘度*を低下させるので去痰薬（痰の切れをよくする薬剤）としても用いられる．

ヨウ素価　　　　　　　　　　　　　　　　**(iodine value)**

　油脂* 100 g が吸収するヨウ素のグラム数．不飽和脂肪酸の２重結合にヨウ素が付加するので，この値から油脂の不飽和度がわかる．植物油脂はヨウ素価の大小により分類され，ヨウ素価 130 以上を乾性油，130~100 を半乾性油，100 以下を不乾性油としている．植物油を水素添加して常温で個体の硬化油（hardened oil）にするときや，加熱*により油脂*が劣化するときにヨウ素価の低下でこれらの反応の様子を知ることができる．

ヨウ素滴定　　　　　　　　　　　　　　　**(iodometric titration)**

　ヨウ素の性質を利用した滴定*法．酸化還元滴定*法の１種でヨウ素滴定には２種類ある．１つはヨウ素の酸化力を利用しこれを標準溶液に用いる滴定法で，ヨウ素酸化滴定，直接ヨウ素滴定，またはヨージメトリー（iodimetry）という．この場合，反応相手となる物質は強い還元剤*となる．一方，酸化剤*に対して過剰のヨウ化カリウム*を加えて，遊離*したヨウ素をチオ硫酸ナトリウム*標準液で滴定する方法がある．この方法をヨウ素還元滴定，間接ヨウ素滴定，またはヨードメトリー（iodometry）という．単にヨウ素滴定というとこれを指す場合が多い．いずれも指示薬*としてデンプン*を用い，そのヨウ素反応*による青藍色の呈色*または脱色のタイミングを終点とする．たとえば，油脂*の過酸化物価*の測定，還元糖*やオゾンの定量*に利用される．　　→酸化還元滴定

ヨウ素反応　　　　　　　　　　　　　　　**(iodo-starch reaction)**

　デンプン*の典型的呈色反応*．ヨウ素ヨウ化カリウム溶液*により青藍色を示す．アミロースでは青色をアミロペクチンでは赤紫色を呈する．ブドウ糖*が 6 残基* ごとに一巻きして形成されるデンプンのらせん構造にヨウ素種（I_3^-）が取り込まれ（包接され）て

呈色*する．ブドウ糖の重合度が低下すると包接量が少なくなり呈色が，青藍色から青紫，紫，赤紫，赤，橙と変化し，呈色液の吸収スペクトル*を分光光度計*で測定すると極大吸収波長が短波長側にシフトすることから，デンプンの分解される様子を知ることができる．

ヨウ素ヨウ化カリウム溶液　（iodine-potassium iodide solution）

　デンプン*の検出*に用いる試薬*．単体のヨウ素は水にあまり溶けないが，ヨウ化カリウム*溶液中ではヨウ素イオンによってヨウ素は，$I_2 + I^- \rightarrow I_3^-$ となって可溶性黄色溶液になり，揮発性が抑制される．遮光し，密栓して保存する．ヨウ素は金属を腐食しやすいので試薬を調製*するときに薬さじ*はステンレス製でないものを用いる．

→ヨウ素反応

溶媒　（solvent）

　固体を溶かすことに用いる液体．溶剤ともいう．たとえば，水，アルコール*，エーテル*，ヘキサン等．溶媒が有機化合物の場合，有機溶媒*（有機溶剤）という．

容量分析　（volutmetry）

　標準溶液*を用いて中和*反応，沈殿反応，酸化*還元*反応を利用して滴定*等によって必要容積を計測し，試料中の目的物質の含量や濃度を測定する方法．重量分析*とならぶ基本的で重要な分析方法．

抑制効果　（retarding effect）

→相殺効果

ラジカル　（radical）

　原子や分子が対をなしていない電子（不対電子）をもっているもの．遊離*基，フリーラジカルともいう．1つの電子軌道に2個の電子が対をなしている（電子対）と安定だが，不対電子をもつ原子や分子は不安定で，他の原子や分子と反応しやすい．油脂*の自動酸化*では，光等による脂質*ラジカルの生成で始まる．トコフェロール*のように脂質*ラジカルに水素を与えて非ラジカル化するものをラジカル捕捉剤（radical scavenger）という．ラジカル消去能は，試料溶液を紫色のジフェニルピクリルヒドラジル（DPPH）溶液に加えて，その紫色の消失程度によって測定できる．

落下菌　　　　　　　　　　　　　　　　　　　（drop microbe）
　自然に空中から落下して食品等の表面に付着する微生物*. 加熱*
等の加工・調理操作で殺菌* された食物が，落下菌により表面汚染
されて変質や食中毒を起すことがあるため，落下菌対策は食品衛生
上重要である.

ラピッドビスコアナライザー　　　　（rapid viscoanalyzer, RVA）
　温度を変化させながら粉体の懸濁液* の粘度を撹拌しながら測定
する機器. ブラベンダー・ビスコグラフ* と同様の測定ができる
が，少量の（2~5 g, 25 mL）で，かつ，15~20 分と迅速に測定で
きるのでよく用いられる. たとえば，デンプン* や小麦粉懸濁液
等の粘度の温度依存性を測定して糊化* や初期の老化* が評価でき
AOAC* の公定法. 測定後の糊液を利用する場合にはブラベンダー・
ビスコグラフが有利.　　　　　　　　　　→ブラベンダー・ビスコグラフ

卵黄係数　　　　　　　　　　　　　　　　　　　（yolk index）
　卵黄を平板上に置きその高さ（H）を平均直径（L）で除した値.
卵の鮮度判定法* の 1 つ. 新鮮卵は 0.35~0.50 で，古くなると 0.3
以下になる.

卵白　　　　　　　　　　　　　　　　　　　　（egg white）
　卵の白身. 鶏卵では全卵の 57~64% を占めるタンパク質*. 濃度
は約 10% で，粘性* の高い濃厚卵白と水様卵白があり，保存中に
濃厚卵白の水様化がおこる. 全タンパク質の 54% は卵白アルブミ
ンで，鉄，銅や亜鉛と結合するオボトランスフェリン 12~13%，オ
ボムコイド 11%，オボグロブリン 8~9%，グラム陽性菌に溶菌作
用のあるリゾチーム 3.4~3.5%，オボムシン 1.5~3.5% 等が含まれ
る. これらは塩析* や等電点沈殿* で分別* できる. 必須アミノ酸
をバランスよく含み栄養価の高いタンパク質である. タンパク質の
定性* 反応（呈色* 反応，沈殿*・凝固* 反応・塩析* 反応等）の試
料としてもよく用いる. 食品のゲル* 化，起泡性*，保水性等の
品質改質剤としても食肉加工，製麺，製菓，製パンによく用いられ
る.　　　　　　　　　　　　　　　　　　　→起泡性，卵白係数

卵白係数　　　　　　　　　　　　　　　　　（albumen index）
　割卵後の濃厚卵白の高さを濃厚卵白の長径と短径の平均値で除し
た値. 卵の鮮度判定法* の 1 つ. 新鮮卵の卵白係数は 0.14~0.17 で
あるが，鮮度低下とともに値は小さくなる.

ら

ランバート・ベールの法則 （Lambert-Beer's law）

比色分析* の基本法則. ランバートとベールの法則* を 1 つに書き表した法則. 吸光度* （A）が溶液の長さ（l）と濃度（c）の積に比例するという法則で次式で表わされる. $A=alc$（a は吸光係数）. 検量線* の直線性の根拠を与える.　　　　　　　　　→検量線

力価 （titer）

容量分析* の標準溶液* の濃度の表示法の 1 つ. 溶液 1 mL 中に含有する溶質の物質量，または，これで滴定して定量* される（当量関係にある）物質の物質量を示す. ファクター* とは異なる.

力学模型（レオロジー模型） （kinetic model, rheological model）

食品のレオロジー* 的性質を解析するための物性模型. フックの法則* に従う弾性要素のスプリングと，ニュートンの法則* に従う粘性要素のダッシュポットを基本模型とする. スプリングとダッシュポット並列に結合した

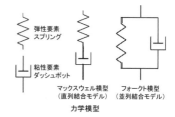

弾性要素 スプリング
粘性要素 ダッシュポット
マックスウェル模型（直列結合モデル）
フォークト模型（並列結合モデル）
力学模型

フォークト模型，直列に結合したマックスウェル模型を組合せて食品の力学挙動に合致する多要素模型を作り，食品の力学的挙動を解析するのに用いられる. クリープ測定* や応力緩和測定* で用いられる.

離漿（離水） （syneresis）

ゼリー（ゲル*）状の物質，あるいは水を含み膨潤* している物質から自重や外力によって組織が圧迫されて水が分離してくる現象. 簡単には，分離した水をろ紙* に吸わせ，その重さで評価する.

リゾチーム （lysozyme）

酵素番号 EC 3.2.1.17. ニワトリ卵白*，ヒト涙，だ液等に含まれている溶菌作用を示す酵素*. 分子量* 14,300, 等電点* 11 で分子内の S-S 結合によって安定な立体構造をもつ. グラム陽性菌の細胞壁のムコペプチドなどの N-アセチルムラミン酸と N-アセチルグルコサミンの β-1,4 グリコシド結合を加水分解* する. また，抗菌剤として食品にもよく利用される.

り

リパーゼ   (lipase)

　酵素番号 EC 3.1.1.3. 中性脂肪*を加水分解*して脂肪酸*を
遊離*する酵素*. すい液に含まれるほか, 酵母*, 糸状菌などが産
生する. チーズの製造, 脂肪酸の生産, 洗剤, 逆反応や転移反応に
よる油脂*の改質, 糖やタンパク質*のエステル化等に利用される.

リーベルマン・ブルヒアルト反応
（はんのう）
                     (Liebermann-Burchart reaction)

　コレステロール*の呈色反応*の1つ. コレステロールがクロロ
ホルム*中で無水酢酸と硫酸*により紅色, 紫色, 青色, 緑色, 暗
緑色に順次呈色*が変化する反応. 動物脂はコレステロールを含む
のでこの反応を示す. 植物油もステロールを含むので反応が陽性と
なる. 試薬*を手にかけないように, また, 硫酸を加えるときも容
器を細かく注意深く振りながら突沸*させないように注意する.

粒（子）径分布分析   (particle size distribution analysis)
（りゅうし けいぶんぶんせき）

　試料に含まれる粒子の粒径分布を測定する方法. 一般的な測定方
法はレーザー回折法である. この方法は, 粒子の大きさによって
散乱されるレーザー光の強度とパターンが異なることを利用する
もので, 簡便で幅広い粒子径（10 nm~1 mm 程度）の測定ができ
る. 粒径ごとの割合（出現頻度）, 全粒系の平均値である平均粒径
（mean diameter）, 出現頻度の最も大きい粒径であるメディアン径
（median diameter）, 最も多い粒子の粒径であるモード径（mode
diameter）等がわかる. 動的光散乱法では, さらに粒径の小さな
nm レベルの粒径分布の測定ができる. 溶液中の粒子は溶媒の衝突
により不規則な動きを起こすブラウン運動（Brownian motion）を
しているが, 大きな粒子は遅く小さい粒子は早い. 本法は, 粒子に
レーザー光を照射し, 検出*した散乱光からブラウン運動の速度に
応じた揺らぎを測定して粒子径分布を求める方法である.

硫酸   (sulfuric acid)
（りゅうさん）

　H_2SO_4, 分子量* 98.08. 水溶液も硫酸という. 通常, 濃度が約
90% 以上のものを濃硫酸（concentrated sulfuric acid）, 90% 未満
のものを希硫酸（dilute sulfuric acid）という. 市販の硫酸は濃度
96%, 比重 1.84, 約 15 mol/L（35.9 規定*）のものが一般的. 濃
硫酸は極めて強い脱水*作用があり, 水で希釈すると強く発熱する
ので撹拌しながら少量ずつ加えて希釈する. 種々の反応試験の試
薬*やケルダール法*によるタンパク質*の定量*における湿式酸化

- 177 -

分解の試薬のほか，工業原料に用いる．腐食作用があるので皮膚や衣類に着いた時には急いで大量の水で洗うこと．

硫酸アンモニウム　　　　　　　　　　（ammonium sulfate）

$(NH_4)_2SO_4$，式量* 132.14 の白色結晶，硫安ともいう．溶解度が高く硫酸イオンがタンパク質* の安定化に働くのでタンパク質の塩析* によく用いられる．飽和濃度は 100 mL の水に対して 76.7 g，半飽和は 31.3 g の固形硫酸アンモニウムを加えると調製* できる．

硫酸カリウムアルミニウム　　　（aluminium potassium sulfate）

カリミョウバン* のこと．

硫酸銅　　　　　　　　　　　　　　　（copper sulfate）

硫酸第 1 銅と硫酸第 2 銅がある．普通，硫酸第 2 銅の 5 水和物（$CuSO_4\cdot5H_2O$ 式量*249.69 の青色結晶）を指す．Cu^{2+} はクロロフィル* の安定性を高める．また，還元糖* の検出試薬，タンパク質* のビウレット反応* の試薬として用いられる．無水物は白色で，エタノール* 中の水の脱水* 剤してと無水エタノールの調製* にも用いられる．

両性電解質　　　　　　　　　　　　　（ampholyte）

アミノ酸* やタンパク質* のように水に溶かしたときに，酸（水素イオン供与体）にも塩基（水素イオンの受容体）にもなる電解質（水に溶けてイオンになる物質）．溶液の pH* が変化すると，荷電が +，±0（このときの pH が等電点*），－に変化する．

→緩衝溶液

リン　　　　　　　　　　　　　　　　（phosphorus）

P，原子量* 30.97 の非金属元素．骨や歯の主要成分（無機リン*）として，また，リンタンパク質や ATP* 等として有機化合物に結合（有機リン*）して存在している．

リン酸　　　　　　　　　　　　　　　（phosphoric acid）

H_3PO_4，分子量* 98.00, 1 グラム当量 32.67 g．オルトリン酸ともいう．

リンモリブデン酸　　　　　　　　　（phosphomolybdic acid）

$H_3[P(Mo_3O_{10})_4]\cdot nH_2O$ の橙黄色結晶．リン酸* がモリブデン酸

と反応して生成する．この反応はリン酸イオンを検出する特異反応の１つで，還元されてモリブデンブルー（molybdenum blue）を生成するのでこれを比色分析*しリン*の定量*に用いられる．

るつぼ　　　　　　　　　　　　　　　　　　　（crucible）

食品の灰化*等，比較的高温で加熱*するときに用いる容器．磁製が一般的だが石英ガラス，白金製もある．重量分析*での定量*には，洗浄乾燥したるつぼは，使用温度より

るつぼ　　るつぼばさみ

高い温度で空焼きし，恒量*に達してから使用する．焼いた磁性るつぼは急冷すると割れるので200℃程度（手をかざして熱いと感じない程度）まで冷やし，少し熱したるつぼばさみでデシケーター*に移すとよい．磁性るつぼの蓋には番号が付されていないので他の蓋と取違えないように注意する．　　　　　　　　→灰化

ルミフラビン　　　　　　　　　　　　　　　（lumiflavin）

ビタミンB_2*をアルカリ中で光分解*して生成する黄緑色の蛍光*物質．ルミフラビンは脂溶性なので，クロロホルム*に溶解して紫外線*を照射すると蛍光を発することで定性*的確認ができ，蛍光強度を測定して定量*することもできる（ルミフラビン蛍光法）．　　　　　　　　　　　　　　　　　　　　→蛍光光度計

冷却器（れいきゃくき）　　（condenser）

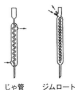

気体や液体の温度を冷却するための器具．外側に冷却できる外筒環があり，冷却水を通して冷やすので水冷管（water-condenser）ともいう．リービッヒ，アリーン，

リービッヒ　アリン氏　じゃ管　ジムロート
冷却器　　冷却器　　冷却器　冷却器

ジムロート等種々の冷却器がある．冷却水は蒸気の流れと逆向き（向流，countercurrent）になるように流すと冷却効率がよい．最も簡単なものは１m程度の長いガラス管を接続して外気で冷やすもので，空冷管（air-cooling condenser）という．

冷媒（れいばい）　　　　　　　　　　　　　（refrigerant）

冷却するときに使う媒体．熱を外部へ移動させて一定温度に冷却するもので，そのものの温度より低い気体（ガス）や液体，固体

で, 簡単には空気, 水, 寒剤* が用いられる. 種々の実験で冷却したい場合や, 冷蔵・冷凍装置, 冷房装置, 冷浴装置等に利用されている. これらの装置では, 主にガス冷媒が用いられ, 装置内を循環し, 蒸発器内で気化する時に吸熱することで周囲を冷却し, 気化したガスは凝縮器内で液化して吸熱した熱を外部に放出する. ガス冷媒には多くの種類があり, 種々のフロン (フロン規制により, 一部のフロンは生産中止) やアンモニア* 等がある. 間接冷却式の装置では, 1次冷媒と被冷却物間の熱輸送を行う2次冷媒が用いられ, 2次冷媒には, 種々のブライン (塩溶液) や炭酸ガス* 等がある.

レオペクシー (rheopexy)

非ニュートン流動* の1つ. チクソトロピー* とは逆の現象で, コンニャク粉のゾル* のように流体に力を加え続けたとき, 時間の経過とともに粘度が増加していく現象. 流動によっておこった物体内部の破壊が外部からの機械的刺激を与えることによって回復が促進されることによる.

レオメーター (rheometer)

食品等の物質の硬さ, 粘性, 弾性などのレオロジー* 特性を測定する装置の総称. 牛乳凝固物 (カード) の硬さを簡易に測るカードメーター* と同様の機構をもつが, 作動制御や応答検出性がよく, 粘性*, 弾性*, 粘弾性* 等を幅広く測定できる装置. プランジャー* (感圧軸, プローブ) には円筒形, 板状刃, ピアノ線等種々あり, 圧縮動作により検体* の曲げ, 破断や切断特性, また, チャックを取り付けて引張り動作により引裂きや引張り特性を測定することができる. クリープ測定* や応力緩和測定* もできる.

レオロジー (rheology)

物質の変形と流動についての科学. 流動学ともいう. 粘性*, 弾性*, 粘弾性* 等の力学物性を測定して食品の物性を明らかにすること. →テクスチャー, レオメーター

レジスタントスターチ (resistant starch, RS)

小腸で消化吸収されない難消化性デンプンおよびその部分分解物の総称. 食物繊維の1種. コーンフレーク, インゲン豆, ポテトチップス等の穀類や豆類等のデンプン質食品に含まれる. デンプン* を老化* させると難消化性が高まる. コレステロール低下作用や整腸作用, 血糖値の上昇抑制等の効果がある. RSは, 穀

類のように硬い組織に囲まれて物理的に酵素* が作用し難いもの（RS1），未糊化やアミロースが高含量で消化酵素に抵抗性を示すもの（RS2），老化により消化され難くなったもの（RS3），加工デンプンのように化学修飾で消化され難くなったもの（RS4）の4種に区分されることがある．

レチノール　　　　　　　　　　　　　　　　　　　（retinol）

β-イオノン核にイソプレンの炭素鎖（C$_{10}$）が結合し，その炭素鎖の末端に CH$_2$OH（カルビノール基）が結合した化合物．ビタミン A$_1$ アルコールともいう．通常ビタミン A* といったらレチノールを指す．食品からの抽出液を用いてカールプライス法や高速液体クロマトグラフィー*（HPLC）によって定量*する．

→ビタミン A

レボルバー　　　　　　　　　　　　　　　　　　　（revolver）

回転式切替え装置．顕微鏡* では対物レンズ* の切替えに用いられる．ターレットともいう．対物レンズは倍率の低いものから反時計回りに装着すると，レボルバーを時計回りに回せば低倍から高倍に順々に切替えて鏡検* できて便利．切替えても微動調整つまみの調節のみで像の焦点が合う．高倍率にすると視野* が狭く暗くなるので，メカニカルステージで像を視野の中央に出してからレンズを切替え，光源の明るさと絞りを調節するとよい．　　　　→顕微鏡

老化（ろうか）　　　　　　　　　　　　　　　　　（retrogradation）

糊化* デンプン* が冷却されて硬くなる等種々の物性が退行（糊化状態から物性が逆戻りするような現象）すること．デンプン鎖が互いに会合して規則構造やミセル* 構造の部分的回復や絡み合いがおこり，ゲル* は不透明になって硬くなり，離漿* しやすくなって酵素* 消化性も低下する．水分 30~60%，温度 2~4℃，アミロース含量が高い場合に老化がおこりやすい．　　　→糊化度，デンプン

ろ過（ろか）　　　　　　　　　　　　　　　　　　（filtration）

固体と液体をろ紙* やろ布等のろ過材を用いて液体を流し去って分離すること．粒度の大きい場合は，メッシュ，ガーゼ，テトロンゴースを用いることもある．ろ過操作を減圧または加圧状態で行うこともある（吸引ろ過*，減圧ろ過，加圧ろ過）．ろ紙を通過するような微細なものは，メンブランフィルター（membrane filter）を用い（限外ろ過*），さらに目開きを調整* したものを用いると分子

量* によって分別* することができる.　　　　　　　　　　→ろ紙

ろ過滅菌 <small>か めっきん</small>　(sterilization by filtration)

　フィルターを用いて微生物* をろ集して滅菌* する方法．加熱*
や紫外線* 等の照射により変質しやすい食品等の滅菌に用いられ
る．フィルターとして古くは素焼きの陶器が用いられたが，現在は
ニトロセルロース，ポリカーボネート，フッ素樹脂等で作られた微
細孔をもつメンブランフィルターが用いられる．膜面への吸着* や
加圧によるタンパク質* の変性* がおこることがある．　　→ろ過

ろ紙 <small>し</small>　(filter paper)

　ろ過* に用いる紙製のろ過材．多くの種類があり，ろ過する粒径
やろ過速度に応じて選択して用いる．円形のろ紙は，普通は 4 つ
折りで使うが，ろ過速度を速めたい場合はひだ折ろ紙* とする．吸
引ろ過* の場合は厚手のろ紙か，硬質ろ紙を用いる．脂質* の定量*
で使うソックスレー抽出器* には特殊な円筒ろ紙を用いる．クロマ
トグラフィー* の担体* としては角型のろ紙を用いる．その他ろ紙
を試料等の過剰な水分を除去するときに用いることがある．→ろ過

ロート　(funnel)

　液体や粉体を細口の容器に移す，あるいはろ過*
するときに用いる器具．典型的な形状は，逆円錐形
で，円錐の先端に脚と呼ばれる管がついている．材
質はガラス* の他，テフロン*，ステンレス等もあり，
種々のサイズがある．ろ過の際には，ロート台に
ロートを載せ，ロートの脚の長い方を受け器の内壁
につけて使用する．また，ロートを用いてビュレッ
ト* に溶液を注ぎ込む際には，溶液がロートから溢

ロート

れないよう，ロートとビュレット* の間に空気を逃すための隙間を
あけるとよい．特殊なロートに，分液ロート*，ブフナーロート，
安全ロート等がある．調理用具として用いる場合には，じょうごと
も呼ばれる．

ローリー法 <small>ほう</small>　(Lowry method)

　タンパク質* の定量* 法であるフォリン法にビウレット反応* を
併用した方法．フェノール試薬* による芳香族アミノ酸* の発色と
アルカリ性銅試薬とペプチド結合* との錯体* 形成による発色が加
わっている．感度が良く 2~100 μg の微量なタンパク質の測定がで

きる．タンパク質の種類による影響が大きい欠点がある．

ワセリン (**vaselin**)

　ガラス* 器具等のスリ合わせ面に塗り，すべりと密着性をよくする石油から得られるゼリー状半固体のロウ．ビュレット等のコックやデシケーター* の蓋のスリ合わせ面に塗って使うが，塗り過ぎるとコックの穴を詰めたり，スリ合わせ面の密着性がかえって悪くなったりする．軟膏にも用いる．器具等を真空状態にして使う場合はワセリンではなく真空グリース* を用いる．　　　→真空グリース

ワックスマン寒天培地 (**Waksman's agar medium**)

　真菌* の一般分離用の培地*．ペプトン 5 g，ブドウ糖* 10 g，第1リン酸カリウム 1 g，硫酸マグネシウム 0.5 g，粉末寒天 15~20 g，蒸留水 1,000 mL の組成をもつ．

日本語さくいん［ゴシック体は見出し語，明朝体は本文中の用語を示す］

新　ポケット食品・調理実験辞典　改訂増補第1版

2016 年 3 月 1 日	初版　第 1 刷　発行	
2018 年 3 月 1 日	改訂増補第 1 版　第 1 刷　発行	
2021 年 3 月 10 日	改訂増補第 1 版　第 2 刷　発行	

編　　者　高橋幸資

山辺重雄

発　行　者　夏野雅博

発　行　所　株式会社　幸書房

〒 101-0051　東京都千代田区神田神保町 2-7

TEL03-3512-0165　FAX03-3512-0166

URL　http://www.saiwaishobo.co.jp

装　幀：㈱クリエイティブ・コンセプト（江森恵子）

組　版：デジプロ

印　刷：シナノ

ISBN978-4-7821-0425-5　C3577

●ギリシャ数字 (Greek numerals)

数	読み	数	読み	数	読み
1/2	hemi ヘミ	6	hexa ヘキサ	12	dodeca ドデカ
1	mono モノ	7	hepta ヘプタ	13	trideca トリデカ
2	di ジ	8	octa オクタ	14	tetradeca テトラデカ
3	tri トリ	9	ennea エンネア	20	icosa イコサ
4	tetra テトラ	10	deca デカ	30	triaconta トリアコンタ
5	penta ペンタ	11	undeca ウンデカ	40	tetraconta テトラコンタ

●ギリシャ文字 (Greek letter)

大文字	小文字	読み	大文字	小文字	読み
A	α	alpha アルファ	N	ν	nu ニュー
B	β	beta ベータ	Ξ	ξ	xi クサイ
Γ	γ	gamma ガンマ	O	o	omicron オミクロン
Δ	δ	delta デルタ	Π	π	pi パイ
E	ε	epsilon イプシロン	P	ρ	rho ロー
Z	ζ	zeta ジータ (ゼータ)	Σ	σ	sigma シグマ
H	η	eta イータ	T	τ	tau タウ
Θ	θ	theta シータ	Y	υ	upsilon ウプシロン
I	ι	iota イオタ	Φ	φ	phi ファイ
K	κ	kappa カッパ	X	χ	chi カイ
Λ	λ	lambda ラムダ	Ψ	ψ	psi プサイ
M	μ	mu ミュー	Ω	ω	omega オメガ

●メートル法 (metric system)

メートル法による単位系

＜長さ＞	基礎単位はメートル（m）			
km	1 キロメートル	=	1,000	m
m		=	1	m
dm	1 デシメートル	=	0.1	m
cm	1 センチメートル	=	0.01	m
mm	1 ミリメートル	=	0.001	m
μm（μ）	1 マイクロメートル（ミクロン）	=	0.000001	m
nm（mμ）	1 ナノメートル（ミリミクロン）	=	0.000000001	m
Å	1 オングストローム	=	0.0000000001	m

＜体積＞	基礎単位はリットル（L）			
kL	1 キロリットル	=	1,000	L
L		=	1	L
dL	1 デシリットル	=	0.1	L
mL	1 ミリリットル	=	0.001	L
μL	1 マイクロリットル	=	0.000001	L

＜重量＞	基礎単位はグラム（g）			
kg	1 キログラム	=	1,000	g
g		=	1	g
mg	1 ミリグラム	=	0.001	g
μg（γ）	1 マイクログラム（ガンマ）	=	0.000001	g

● SI（（国際）単位系）　　　　(Internatonal System of Units)

SI 基本単位の名称と記号

物　　理　　量	SI 単 位 の 名 称	SI 単 位 の 記 号
長　　　　　　さ	メ　ー　ト　ル	m
質　　　　　　量	キ　ロ　グ　ラ　ム	kg
時　　　　　間	秒	s
電　　　　　流	ア　ン　ペ　ア	A
熱 力 学 的 温 度	ケ　ル　ピ　ン	K
光　　　　　度	カ　ン　デ　ラ	cd
物　質　の　量	モ　　　　　ル	mol

SI 位取り接頭語

大きさ	接　頭　語	記号	大きさ	接　頭　語	記号
10^{-1}	デ　　　シ	d	10	デ　　　カ	da
10^{-2}	セ　ン　チ	c	10^2	ヘ　ク　ト	h
10^{-3}	ミ　　　リ	m	10^3	キ　　　ロ	k
10^{-6}	マ　イ　ク　ロ	μ	10^6	メ　　　ガ	M
10^{-9}	ナ　　　ノ	n	10^9	ギ　　　ガ	G
10^{-12}	ピ　　　コ	p	10^{12}	テ　　　ラ	T
10^{-15}	フ　ェ　ム　ト	f	10^{15}	ペ　　　タ	P
10^{-18}	ア　　　ト	a	10^{18}	エ　ク　サ	E

SI単位への切換えで問題になる単位の換算率表

（太線で囲んである単位がSIによる単位である）

動粘度

m^2/s	cSt	St
1	1×10^6	1×10^4
1×10^{-6}	1	1×10^{-2}
1×10^{-4}	1×10^2	1

注　1 St＝1 cm²/s

力

N	dyn	kgf
1	1×10^5	1.01972×10^{-1}
1×10^{-5}	1	1.01972×10^{-6}
9.80665	9.80665×10^5	1

粘度

Pa・s	cP	P
1	1×10^3	1×10
1×10^{-3}	1	1×10^{-2}
1×10^{-1}	1×10^2	1

注　1 P＝1 dyn・s/cm²＝1 g/cm・s，
　　1 Pa・s＝1 N・s/m²，1 cP＝1 mPa・s

熱伝導率

W/(m・K)	kcal/(h・m・℃)
1	8.6000×10^{-1}
1.16279	1

注　1 cal＝4.18605J（計量法による）

熱伝達率

W/(m²・K)	kcal/(h・m²・℃)
1	8.6000×10^{-1}
1.16279	1

注　1 cal＝4.18605J（計量法による）

比熱

J/(kg・K)	kcal/(kg・℃)　cal/(g・℃)
1	2.38889×10^{-4}
4.18605×10^3	1

注　1 cal＝4.18605J（計量法による）

応力

MPa又はN/mm²	Pa	kgf/mm²	kgf/cm²
1	1×10^6	1.01972×10^{-1}	1.01972×10^1
1×10^{-6}	1	1.01972×10^{-7}	1.01972×10^{-5}
9.80665	9.80665×10^6	1	1×10^2
9.80665×10^{-2}	9.80665×10^4	1×10^{-2}	1

仕事・エネルギー・熱量

J	kW・h	kgf・m	kcal
1	2.77778×10^{-7}	1.01972×10^{-1}	2.38889×10^{-4}
3.600×10^6	1	3.67098×10^5	8.6000×10^2
9.80665	2.72407×10^{-6}	1	2.34270×10^{-3}
4.18605×10^3	1.16279×10^{-3}	4.26858×10^2	1

注　1 J＝1 W・s，1 W・h＝3,600 W・s　1 cal＝4.18605J（計量法による）

仕事率・工率・動力・熱流

kW	kgf・m/s	PS	kcal/h
1	1.01972×10^2	1.35962	8.6000×10^2
9.80665×10^{-3}	1	1.33333×10^{-2}	8.43371
7.355×10^{-1}	7.5×10	1	6.32529×10^2
1.16279×10^{-3}	1.18572×10^{-1}	1.58095×10^{-3}	1

注　1 W＝1 J/s，PS：仏馬力　1 PS＝0.7355kW　1 cal＝4.18605J（計量法による）

圧力

Pa	bar	kgf/cm²	atm	mmH₂O	mmHg又はTorr
1	1×10^{-5}	1.01972×10^{-5}	9.86923×10^{-6}	1.01972×10^{-1}	7.50062×10^{-3}
1×10^5	1	1.01972	9.86923×10^{-1}	1.01972×10^4	7.50062×10^2
9.80665×10^4	9.80665×10^{-1}	1	9.67841×10^{-1}	1×10^4	7.35559×10^2
1.01325×10^5	1.01325	1.03323	1	1.03323×10^4	7.60000×10^2
9.80665	9.80665×10^{-5}	1×10^{-4}	9.67841×10^{-5}	1	7.35559×10^{-2}
1.33322×10^2	1.33322×10^{-3}	1.35951×10^{-3}	1.31579×10^{-3}	1.35951×10	1

注　1 Pa＝1 N/m²

4桁の原子量表（2017）〈元素名の50音順〉

（元素の原子量は，質量数12の炭素（^{12}C）を12とし，これに対する相対値とする。）

　本表は，実用上の便宜を考えて，国際純正・応用化学連合（IUPAC）で承認された最新の原子量に基づき，日本化学会原子量専門委員会が独自に作成したものである。同位体存在度の不確定さは，自然に，あるいは人為的に起こりうる変動や実験誤差のために，元素ごとに異なる。従って，個々の原子量の値は，正確さが保証された有効数字の桁数が大きく異なる。本表の原子量を引用する際には，このことに注意を喚起することが望ましい。

　なお，本表の原子量の信頼性は亜鉛の場合を除き有効数字の4桁目で±1以内である。また，安定同位体がなく，天然で特定の同位体組成を示さない元素については，その元素の放射性同位体の質量数の一例を（）内に示した。従って，その値を原子量として扱うことは出来ない。

原子番号	元素名	元素記号	原子量	原子番号	元素名	元素記号	原子量
99	アインスタイニウム	Es	(252)	65	テルビウム	Tb	158.9
30	亜鉛	Zn	65.38*	52	テルル	Te	127.6
89	アクチニウム	Ac	(227)	29	銅	Cu	63.55
85	アスタチン	At	(210)	105	ドブニウム	Db	(268)
95	アメリシウム	Am	(243)	90	トリウム	Th	232.0
18	アルゴン	Ar	39.95	11	ナトリウム	Na	22.99
13	アルミニウム	Al	26.98	82	鉛	Pb	207.2
51	アンチモン	Sb	121.8	41	ニオブ	Nb	92.91
16	硫黄	S	32.07	28	ニッケル	Ni	58.69
70	イッテルビウム	Yb	173.0	113	ニホニウム	Nh	(278)
39	イットリウム	Y	88.91	60	ネオジム	Nd	144.2
77	イリジウム	Ir	192.2	10	ネオン	Ne	20.18
49	インジウム	In	114.8	93	ネプツニウム	Np	(237)
92	ウラン	U	238.0	102	ノーベリウム	No	(259)
68	エルビウム	Er	167.3	97	バークリウム	Bk	(247)
17	塩素	Cl	35.45	78	白金	Pt	195.1
118	オガネソン	Og	(294)	108	ハッシウム	Hs	(277)
76	オスミウム	Os	190.2	23	バナジウム	V	50.94
48	カドミウム	Cd	112.4	72	ハフニウム	Hf	178.5
64	ガドリニウム	Gd	157.3	46	パラジウム	Pd	106.4
19	カリウム	K	39.10	56	バリウム	Ba	137.3
31	ガリウム	Ga	69.72	83	ビスマス	Bi	209.0
98	カリホルニウム	Cf	(252)	33	ヒ素	As	74.92
20	カルシウム	Ca	40.08	100	フェルミウム	Fm	(257)
54	キセノン	Xe	131.3	9	フッ素	F	19.00
96	キュリウム	Cm	(247)	59	プラセオジム	Pr	140.9
79	金	Au	197.0	87	フランシウム	Fr	(223)
47	銀	Ag	107.9	94	プルトニウム	Pu	(239)
36	クリプトン	Kr	83.80	114	フレロビウム	Fl	(289)
24	クロム	Cr	52.00	91	プロトアクチニウム	Pa	231.0
14	ケイ素	Si	28.09	61	プロメチウム	Pm	(145)
32	ゲルマニウム	Ge	72.63	2	ヘリウム	He	4.003
27	コバルト	Co	58.93	4	ベリリウム	Be	9.012
112	コペルニシウム	Cn	(285)	5	ホウ素	B	10.81
62	サマリウム	Sm	150.4	107	ボーリウム	Bh	(272)
8	酸素	O	16.00	67	ホルミウム	Ho	164.9
106	シーボーギウム	Sg	(271)	84	ポロニウム	Po	(210)
66	ジスプロシウム	Dy	162.5	109	マイトネリウム	Mt	(276)
35	臭素	Br	79.90	12	マグネシウム	Mg	24.31
40	ジルコニウム	Zr	91.22	25	マンガン	Mn	54.94
80	水銀	Hg	200.6	101	メンデレビウム	Md	(258)
1	水素	H	1.008	115	モスコビウム	Mc	(289)
21	スカンジウム	Sc	44.96	42	モリブデン	Mo	95.95
50	スズ	Sn	118.7	63	ユウロピウム	Eu	152.0
38	ストロンチウム	Sr	87.62	53	ヨウ素	I	126.9
55	セシウム	Cs	132.9	104	ラザホージウム	Rf	(267)
58	セリウム	Ce	140.1	88	ラジウム	Ra	(226)
34	セレン	Se	78.97	86	ラドン	Rn	(222)
110	ダームスタチウム	Ds	(281)	57	ランタン	La	138.9
81	タリウム	Pg	204.4	3	リチウム	Li	6.941
74	タングステン	W	183.8	116	リバモリウム	Lv	(293)
6	炭素	C	12.01	15	リン	P	30.97
73	タンタル	Ta	180.9	71	ルテチウム	Lu	175.0
22	チタン	Ti	47.87	44	ルテニウム	Ru	101.1
7	窒素	N	14.01	37	ルビジウム	Rb	85.47
69	ツリウム	Tm	168.9	75	レニウム	Re	186.2
43	テクネチウム	Tc	(99)	111	レントゲニウム	Rg	(280)
26	鉄	Fe	55.85	103	ローレンシウム	Lr	(262)
117	テネシン	Ts	(293)	45	ロジウム	Rh	102.9

†：市販品中のリチウム化合物のリチウムの原子量は6.938から6.997の幅をもつ。
*：亜鉛に関しては原子量の信頼性は有効数字4桁目で±2である。